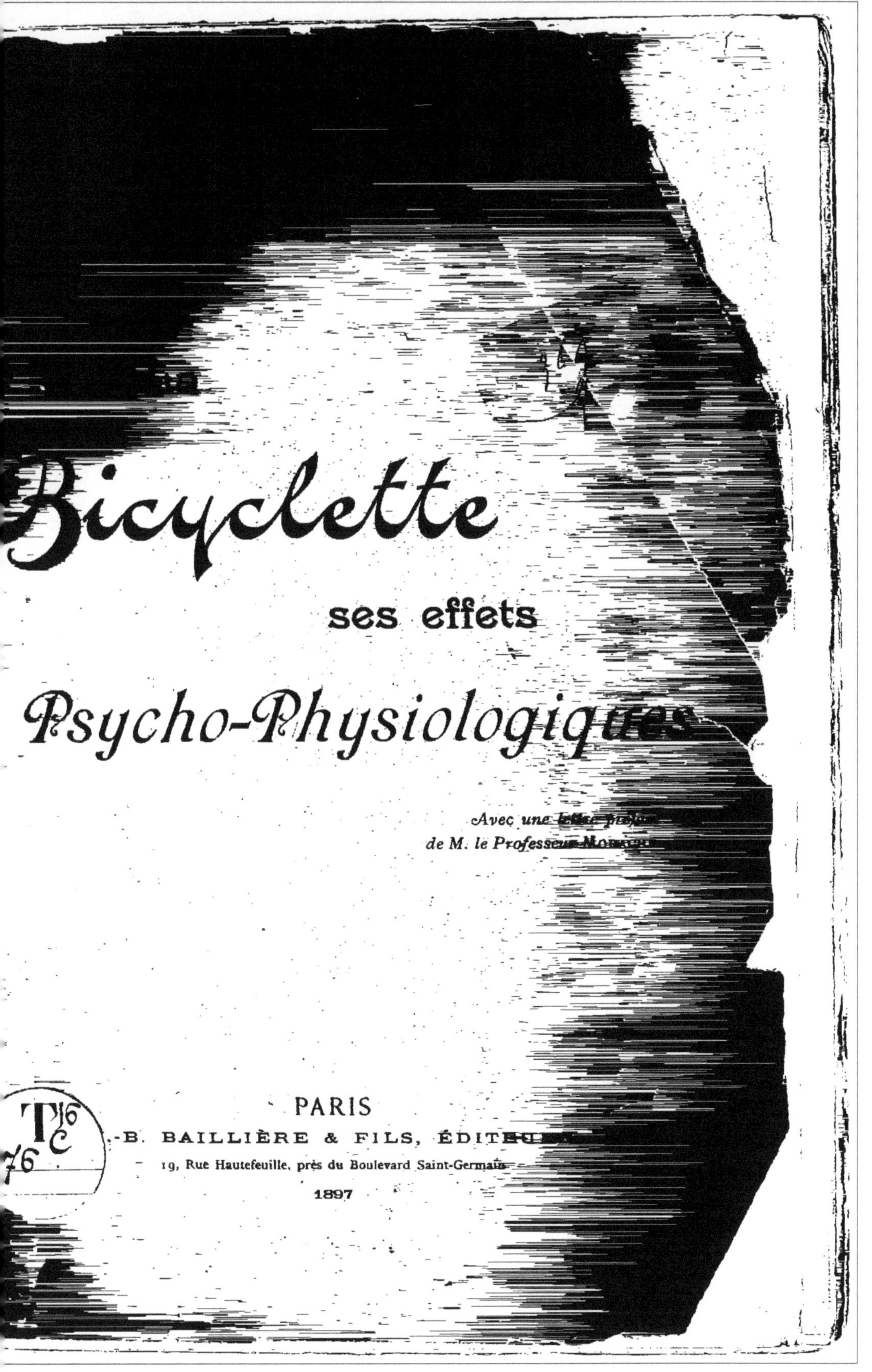

Bicyclette

ses effets

Psycho-Physiologiques

Avec une lettre-préface
de M. le Professeur Mosso

PARIS

J.-B. BAILLIÈRE & FILS, ÉDITEURS

19, Rue Hautefeuille, près du Boulevard Saint-Germain

1897

Dᴿ Eugène GUILLEMET

MÉDECIN DE LA MARINE

La Bicyclette

ses effets

Psycho-Physiologiques

Avec une lettre-préface
de M. le Professeur MORACHE.

PARIS

J.-B. BAILLIÈRE & FILS, ÉDITEURS

19, Rue Hautefeuille, près du Boulevard Saint-Germain

1897

PRÉFACE

Bordeaux, le 14 décembre 1897.

Mon cher ami,

C'est avec grand plaisir que je vois livré à l'appréciation du public scientifique votre travail sur « la Bicyclette, ses effets psycho-physiologiques ».

Il y a plusieurs années déjà, vous avez bien voulu le rappeler, qu'à l'occasion de l'apparition de la première édition de « L'Hygiène du Vélocipédiste », de M. le Dr Tissié, auprès duquel vous avez poursuivi vos expériences, j'avais cherché, dans un avant-propos, à montrer l'importance considérable que ce genre d'exercice, ce sport pour employer l'expression à la mode, devait fatalement acquérir.

Et, en effet, le fait s'est réalisé, les moins convaincus sont obligés de s'incliner, en déplorant parfois; les plus raisonnables ont applaudi ou mieux, prêchant d'exemple, sont devenus des fervents du cyclisme.

Ils n'ont pas tardé à constater par eux-mêmes, et parfois sur eux-mêmes, tous les avantages qu'ils ont trouvés dans l'exercice de la bicyclette, mode d'activité facile à réaliser, à la portée de tous et qui, avant toutes choses, a cet immense avantage qu'il ne peut s'exercer qu'en plein air. Son résultat essentiel est alors d'activer l'absorption de l'oxygène, sous la double action du travail musculaire et de la vitesse de propulsion, lorsque celle-ci n'est pas exagérée toutefois.

Il semble que ces oxydations dont, par vos expériences et vos analyses d'urines, vous avez nettement précisé l'évolution, sont la caractéristique de l'exercice cyclique. Elles expliqueraient non seulement les résultats favorables obtenus chez les gens à nutrition ralentie, chez l'interminable série des arthritiques en particulier, mais bien aussi les conditions psychologiques heureuses dans lesquelles se trouve le sujet après quelque durée de fonctionnement, conditions qui se maintiennent, en partie, à l'état de repos mais qui s'exaltent pendant l'exercice luimême.

On pourrait dire que la génération actuelle, pour mille raisons de milieu et de vie sociale, n'oxyde plus assez ; tout ce qui rétablira l'équilibre à ce point de vue doit donc être recherché, étudié, recommandé.

La bicyclette est un de ces moyens, vous avez bien fait, je crois, de le dire une fois de plus et de chercher à le prouver.

Dans votre travail, vous suivez la question plus en avant et vous appréciez les phénomènes présentés par les professionnels, par les coureurs. Evidemment, ce sont, au point de vue physiologique, d'intéressants sujets d'expériences et je partage absolument vos conclusions sur l'épuisement et les manifestations cérébrales graves qu'entraîne la course de fond poussée aux extrêmes limites. Nous venons d'en voir un nouvel exemple dans la course de six jours qui a eu lieu en Amérique. Ici interviennent de si nombreux facteurs morbigènes que la question est fort complexe.

Quoi qu'il en soit, vous avez nettement montré les résultats obtenus par l'usage raisonné de la bicyclette, sans dissimuler certains de ses inconvénients ; vous auriez pu insister même sur ce que la plupart d'entre eux sont évitables et que bien petit est le nombre des personnes auxquelles il est logique de l'interdire.

Vous avez fait œuvre utile ; j'ai le ferme espoir que l'intérêt de votre travail et l'accueil qui lui est réservé seront la juste récompense de vos recherches, de vos efforts ; plus que personne, j'ai pu les apprécier et je vous en félicite bien sincèrement.

G. MORACHE,

Professeur à la Faculté de médecine de Bordeaux.

AVANT-PROPOS

Nous sommes heureux qu'un usage traditionnel nous permette, dès la première ligne de ce travail, de remercier tous ceux qui, par leur bienveillance et leurs sages conseils, ont su nous rendre courtes et faciles nos années d'études médicales.

Que M. le professeur Badal, dans le service duquel nous sommes resté pendant un an, soit assuré de notre profonde reconnaissance.

Notre dernière année d'études s'est écoulée dans le service du Dr Baudrimont. Par son enseignement pratique, nous avons appris à aimer la chirurgie. Nous avons trouvé en lui un maître plein de bonté et d'indulgence. Nous ne pouvons oublier la bienveillance particulière dont nous fûmes l'objet de sa part et nous le prions d'agréer l'expression de notre vive gratitude.

Qu'il nous soit permis de remercier M. le Dr Carles, à l'amabilité duquel nous devons la plupart des analyses publiées dans ce travail.

Merci également à M. le professeur agrégé Pachon, pour les utiles conseils qu'il nous a donnés.

M. le Dr Tissié nous permettra de lui réserver une place à part dans ce juste tribut de reconnaissance. C'est à lui que nous devons l'idée de ce travail, c'est à l'aide de ses conseils, des documents originaux qu'il nous a fournis et de l'amabilité exquise avec laquelle il a mis sa bibliothèque et les travaux de sa clinique à notre disposition, que nous avons pu mener à bien notre tâche. Il nous a donné souvent le témoignage de sa précieuse amitié. Nous lui offrons l'hommage de notre respectueuse reconnaissance.

Enfin, M. le professeur Morache a bien voulu accepter la présidence de notre thèse. Nous ressentons tout le prix du grand honneur qu'il nous fait et nous sommes heureux, en lui adressant nos sentiments de profonde gratitude, de lui offrir ce travail que nous plaçons sous sa haute indépendance scientifique. Nous ne saurions oublier qu'un des premiers médecins en France, M. le professeur Morache, a su dégager le rôle hygiénique et l'importance spéciale de la vélocipédie, à un moment où, « pour les gens qui font profession d'être sérieux », une telle affirmation prêtait encore à la critique.

INTRODUCTION

Une notion banale, inscrite dans tous les traités d'hygiène,
nous enseigne qu'autant la vie sédentaire est funeste à
la santé de l'homme et de la femme, autant l'exercice musculaire, sous ses formes les plus diverses, lui est salutaire·
Cette notion n'a jamais rencontré plus de partisans que de
puis une dizaine d'années, témoins les nombreux écrits
jetés dans le public pour répandre dans le monde, et principalement parmi la jeunesse des écoles, le goût des sports les
plus variés. L'éducation physique a été l'objet d'études et
d'observations nombreuses. Pendant un certain temps on a
dit et répété que la race française allait s'affaiblissant ; on
développait trop le cerveau ; on négligeait les muscles.......

De tous les exercices de sport, la vélocipédie devait surtout bénéficier de cette vogue, et elle en a bénéficié au delà
de tout ce qu'on pouvait prévoir. Le cyclisme est entré maintenant dans nos mœurs ; et, selon l'expression du D^r Le Gendre, il s'est imposé de haute lutte à toute les classes de la
société. Le nombre de ses adhérents, qui s'appelle déjà
légion, s'accroît chaque jour davantage, et «la bicyclette, qui
parut au début n'être qu'un objet de luxe, s'est rapidement
acclimatée chez nous et chez les peuples européens entre
lesquels elle établit même une émulation qui se traduit
par la fréquence des joutes et des records internationaux. »

On commence cependant à s'apercevoir qu'il y a eu une
certaine exagération dans la réforme qu'on a voulu intro-
duire. Il faut sans doute mettre en honneur des exercices
physiques, tels que la vélocipédie, qui peuvent donner au

corps son maximum de développement. Mais encore faut-il le faire avec juste mesure.

L'organisation de concours en vue de courses excessives, les grands records de vingt-quatre heures ont montré les effets nuisibles de tels excès.

L'usage de la bicyclette, comme les exercices physiques, nécessite, quand on prétend y exceller, l'application d'un ensemble de procédés qui ont pour but de faire produire au corps humain le maximum de travail avec le minimum de fatigue. Le corps qui a subi cet entraînement est dit *en forme*. « On peut considérer comme un critérium de santé, dit Lagrange, cette condition d'entraînement extrême qui mettrait l'homme au *summum* de sa force et de sa résistance. Cet état n'est jamais que momentané : c'est une sorte d'équilibre instable ». Mais il est vrai que lorsqu'on a bien été entraîné, il suffit d'un temps relativement court pour récupérer les avantages perdus.

L'entraînement ne supprime pas la fatigue : mais il permet d'en reculer les limites. L'homme le mieux entraîné est celui qu'on retrouve toujours semblable à lui-même, quelles que soient les variations du milieu où il vit et la diversité des agents dont il subit l'influence.

Néanmoins tout travail musculaire nécessite une dépense de matériaux. Les aliments consommés servent à la fois à la réparation des tissus et à la production de l'énergie. C'est le système nerveux qui règle la nutrition et répartit la force. C'est par le système nerveux que le mouvement se transporte dans les muscles. C'est donc lui aussi qui, dans les exercices physiques, se fatigue le premier.

Voici pourquoi M. le Dr Tissié a pu, dans une formule originale, résumer l'entraînement physique : « On marche avec ses muscles ; on court avec ses poumons ; on galope avec son cœur ; on résiste avec son estomac ; on arrive avec son cerveau ». C'est sa pensée que nous nous proposons de développer ici.

L'observation des coureurs professionnels, les troubles

survenus chez eux après une course de vingt-quatre heures viennent, en effet, jeter un jour tout nouveau sur la psycho-physiologie de la fatigue et en démontrer les fâcheux résul-tats. A notre époque où l'émulation, l'impérieux désir d'arri-ver vite et haut poussent tout le monde, grands et petits, robustes ou débiles, à dépasser les limites des forces intellec-tuelles et physiques, il est nécessaire de ne pas oublier les funestes conséquences de ces efforts hors de proportion. Ils abrègent la vie de l'homme et n'en font qu'un reproducteur de dégénérés. Nous ne pouvons que souscrire largement aux idées de M. le Dr Tissié qui veut épargner une faillite physio-logique à notre génération. Il est temps de réagir et de rap-peler que les « forces d'une collectivité représentent un capital qui ne doit pas être affaibli de spéculations, ni grevé d'hypothèques pour l'avenir. »

La sagesse est ici dans la modération et partout où cette vertu n'existe pas naissent les inconvénients et les dangers. *In medio stat virtus*.

CHAPITRE PREMIER

« On marche avec ses muscles. »

MUSCULATION

Sommaire : La plupart des muscles entrent en jeu dans l'exercice à bicyclette. — Rôle des muscles sacro-lombaires. — De la position du cycliste.
— Influence de la bicyclette sur la température du corps. — Dynamométrie. — Observations personnelles.

Il n'est pas de vélocipédiste qui ne se souvienne de la
lassitude générale qu'il a éprouvée après sa première course
à bicyclette. C'est déjà là une preuve du grand nombre de
muscles mis en jeu par cet exercice. La bicyclette est un
mode de locomotion tout nouveau : comme la marche, elle
utilise surtout les muscles des membres inférieurs. Elle provoque cependant chez l'homme une fatigue bien différente
parce que la progression à bicyclette est une progression
assise, par roulement plus ou moins doux, suivant l'élasticité
des caoutchoucs et la nature du terrain, alors que, dans la
marche, la progression est à type alternatif avec élévation
du poids du corps sur chaque pied.

Bien que Verneuil ait soutenu le contraire, on peut dire,
avec Lucas-Championnière, que l'homme, monté sur sa bicyclette, met en jeu la presque totalité de ses muscles. Les
plus exercés de tous sont incontestablement ceux des jambes : les muscles fessiers, qui maintiennent constamment
l'équilibre du corps, les muscles droit antérieur, vaste interne et vaste externe, qui allongent la jambe et les jumeaux,

qui abaissent le pied et par suite la pédale. Il ne faut pas oublier les muscles des pieds, qui travaillent beaucoup aussi. Quant aux membres supérieurs, que l'on croit inactifs *a priori*, ils se développent rapidement. En effet, le biceps et le triceps travaillent constamment pour assurer la direction. Il est même des cas (côte très dure ou course très rapide) où quelques cyclistes opèrent une traction énergique sur les poignées. Nous verrons plus loin comment fonctionnent les muscles de la respiration. Il n'est pas jusqu'aux muscles du tronc qui, pour maintenir le corps en équilibre, travaillent d'une façon continuelle.

On peut marcher sans tenir le guidon avec les mains; la direction est alors donnée par les muscles adducteurs des cuisses, le pectiné principalement, et une légère inclinaison du tronc du côté où le cycliste veut se diriger ; dans ce cas, le tronc doit toujours revenir perpendiculaire au sol; toute la décomposition du mouvement se fait dans l'articulation coxo-fémorale ; le cycliste agit comme un danseur de corde.

La progression à bicyclette est une ascension d'escalier modifiée, dans laquelle les deux pédales, placées au point mort, représentent les deux marches. Dans l'ascension d'un escalier, le mouvement se produit de bas en haut avec élévation du corps sur le pied qui prend appui sur la marche, la marche restant rigide. A bicyclette, la marche s'abaisse à chaque foulée du pied; la progression a lieu d'arrière en avant au lieu d'exister de bas en haut, et cela, par une décomposition du mouvement due à l'alternance des deux marches. C'est pourquoi un des meilleurs entraînements musculaires du train inférieur et des muscles lombaires est celui que l'on peut faire dans les pays montagneux. En effet, dans la montée d'une côte à bicyclette, le point d'appui rigide, pour l'effort à produire, est placé dans le massif lombaire et dans les fessiers. Lorsque Terront appliquait empiriquement une ceinture rigide et solide autour de ses reins et du guidon de la machine, il ne faisait que fixer le point d'appui lombaire en le rendant plus solide, et cela, pour permettre au train inférieur d'actionner les pédales avec plus de force. Si l'ascension d'une montagne se fait au moyen des extenseurs du train inférieur, sans que les muscles du massif lombaire entrent en grand travail, il n'en est pas de même pour la progression à bicyclette. En plaine ou en côte, le coureur qui marchera le plus vite (le poumon et le cœur étant bien entraînés) sera celui qui possédera les muscles lombaires les plus résistants et les plus épais. Le coureur hollandais Cordang, dont nous donnons plus loin l'observation, offre un type remarquable de ce développement ; et c'est pour cette raison qu'il peut dépasser les meilleurs coureurs sur les pentes les plus raides.

Nous l'avons déjà dit, la bicyclette est un agent nouveau de progression. C'est, dit-on, un véhicule sur lequel l'homme s'assied et se met à califourchon entre deux roues placées en prolongement. Les membres inférieurs dirigent la roue d'arrière, les membres supérieurs dirigent la roue d'avant et y prennent point d'appui au moyen du guidon. Le siège repose sur une selle. L'assiette du bicycliste comporte donc cinq points d'appui : les deux mains, les deux pieds et le siège. L'attitude du corps est celle d'un quadrumane et non d'un bipède, dans le cas où le cycliste est presque couché sur la machine. Cette attitude, reconnue la meilleure par les premiers coureurs et critiquée par le public, paraît adaptée en vue de la réalisation d'un maximum d'effort avec un minimum de fatigue.

Ce n'est cependant pas l'attitude que nous préconisons. En général, on peut dire que la position droite est la plus favorable. et si les professionnels cherchent, par tous les moyens possibles, à arriver premiers dans une course, la majorité des vélocipédistes poursuit un but tout différent. La position du coureur est sans utilité pour le touriste. Assimiler à ce point de vue l'amateur au professionnel, c'est confondre le cavalier et le jockey.

« Le problème du cyclisme est double, dit M. Marey ; il est en partie mécanique, mais aussi en partie physiologique... Il

y a des relations nécessaires entre les aptitudes du cycliste
et les qualités de sa machine ». Pour se rendre compte des
meilleures conditions de l'emploi de la bicyclette, il faut de
nombreuses expériences, de longues recherches, car le problème est fort complexe. M. Marey a déjà, par ses remarqua-
bles travaux, montré quelle est la somme du travail mécanique développé dans la progression à bicyclette. C'est ainsi
que se passe le phénomène suivant : tandis que la pression
s'effectue sur la pédale descendante, une certaine pression,
contrariant l'effet de la première, s'effectue pendant ce
temps sur la pédale remontante; et cette pression, chez les
meilleurs vélocipédistes, atteint 10 à 12 kilogrammes : de
sorte que l'effet d'une pression de 38 kilogrammes sur la
pédale descendante se réduit à la différence des deux effets
antagonistes, soit à 18 ou 20 kilogrammes.

Le professeur Marey a cherché également à l'aide d'une pédale dynamométrique, construite spécialement à cet effet, à
mesurer le travail dépensé à chaque coup de pédale. Il a
constaté que la cadence pratique pour la meilleure utilisa-
tion des forces du cycliste est à peu près constante et voisine
de 110 tours par minute.

Il faut encore tenir compte d'un fait : c'est que chez
l'homme, comme chez les animaux, il existe des muscles
plus ou moins rapides; d'où il s'ensuit que la cadence op-
tima de la bicyclette subit de ce chef des variations assez
notables.

Tout muscle qui travaille s'échauffe. Les effets chimiques
de l'exercice musculaire sont intimement liés à l'augmentation de température du muscle. Il n'est donc pas étonnant
que la température du corps humain puisse atteindre un
chiffre élevé dans cet exercice, où se produit une telle quantité de travail musculaire. Nous avons essayé de déterminer
expérimentalement dans quelles conditions s'élevait cette
température dans les courses à bicyclette. Voici, résumés
sommairement, les résultats de nos observations :

Nous avons pris la température rectale des sujets de préférence à la température axillaire ou buccale, nous appuyant sur les conclusions suivantes de M. Tissié :

« La thermométrie rectale est la seule qu'on doive utiliser dans les recherches, soit en hydrothérapie, soit surtout dans l'entraînement physique. Elle permet de saisir rapidement et sûrement les réactions thermiques qui révèlent l'échauffement de la machine humaine en fonction [1] ».

1° La température physiologique du corps humain varie de 5/10 à 1° pendant une période de 24 heures. Cette température, variable suivant les différents moments de la journée, est toujours la même pour chaque sujet.

C'est ainsi que H. L..., dont nous parlons plus loin (Nutrition), présentait régulièrement chaque jour les températures suivantes (température rectale) : à 6 heures du matin, de 36°4 à 36°5, à 7 heures 36°5, à 8 heures (après déjeuner) 36°8, à 9 heures 36°8, à 10 heures 36°5, à 11 heures 37°2, à midi 36°9, à 1 heure du soir (après déjeuner) 37°2, à 2 heures 37°2, à 3 heures 37°, à 4 heures de 37 à 37°1, à 5 heures 37°, à 6 heures 37°, à 9 heures 36°5, à 10 heures 36°5, à minuit, 36°4 [2].

2° Les exercices de vitesse pure ne donnent pas une haute température pourvu qu'ils ne soient pas prolongés.

3° Dans les courses de fond, la température s'élève graduellement puis redescend jusqu'à un certain degré où elle reste stationnaire.

4° Pour une même distance, à une allure connue, la température subit chez chaque sujet une élévation toujours la même. C'est ainsi que nous avons noté les variations de température suivantes :

H. L..., au départ : T. 36°5; à l'arrivée au vélodrome : T. 37°5; après un quart d'heure de course (allure 30 kilomètres à l'heure), T. 38°5.

<hr>

[1] Ph. Tissié, Thermométrie buccale, axillaire et rectale, *Journ. de méd. de Bordeaux*, 9 mai 1897, n° 19, p. 222. (Observations de thermométrie comparée prises par l'auteur sur lui-même dans des exercices à bicyclette.)

[2] Le thermomètre dont nous nous sommes servi a été étalonné à la Faculté de médecine.

Ces variations de température furent les mêmes pendant le mois de juin, époque à laquelle se firent nos expériences (la température extérieure variant de 22 à 25°).

5° Dans l'exercice à bicyclette, la température peut atteindre 40°. Nous n'avons pu constater ce cas qu'une seule fois dans une course à tandem. Le second vélocipédiste avait pour température 39°7. Notons qu'il faisait une chaleur très forte.

Dynamométrie. — Voici, d'autre part, un phénomène très curieux qu'il nous a été donné de constater pour la première fois après une course de 60 kilomètres (en 2 h. 1/2), d'où nous sommes revenu dans un état de fatigue *très consciente.* Mauvaise route, chaleur accablante, manque absolu d'entraînement.

Au départ, la dynamométrie révélait :

a) Pour la *main droite,* des pressions successives de 28, 30, 25, 25, 24, 21, 23, 23, 22, 22 kilogrammes soit une moyenne de 24 k. 3.

b) Pour la *main gauche,* 28, 26, 27, 25, 27, 27, 23, 26, 24, 23 kilogrammes, soit une moyenne de 25 k. 6.

c) Pour les *lombes* : 120, 120, 115, 110, 110, 100, 110, 105, 115, 115, soit une moyenne de 112 kilogrammes.

Au retour, la *main droite* donnait des pressions successives de 32, 35, 37, 38, 40, 36, 40, 36, 38, 35 kilogrammes, soit une moyenne de 36 k. 800.

La *main gauche* : 38, 37, 35, 36, 38, 38, 37, 38, 35, 36 kilog., soit une moyenne de 37 k. 300.

Les *lombes* : 150, 152, 150, 151, 145, 145, 140, 145, 145 kilog., soit une moyenne de 146 k.

En résumé, après la course il y avait pour la *main droite* une augmentation de 12 k. 500 ; pour la *main gauche* une augmentation de 11 k. 700 et pour les muscles des *lombes* une augmentation de 34 k.

M. Jiel-Laval, qui avait fait la même course que nous, présentait :

Main droite : 37 k. 7 au départ ; 41 k. 9 à l'arrivée.

Main gauche : (le bras gauche a été autrefois fracturé) 29 k. 1 au départ ; 30 k. 4 à l'arrivée.

Lombes : 101 kilogrammes au départ ; 122 k. 500 à l'arrivée : soit pour la *main droite* une augmentation de 4 k. 200 ; pour la *main gauche*, de 1 k. 300 et pour les *lombes*, de 21 k. 500.

R. V... présente au départ : *main droite,* moyenne 39 kilogrammes ; *main gauche,* moyenne 38 k. 2 ; *lombes,* moyenne 140 kilogrammes.

A l'arrivée :

Main droite, 42 kilog.. soit un bénéfice de 3 kilogrammes.

Main gauche, 40 kilog., soit un bénéfice de 1 k. 8.

Lombes, 165 kilogr., soit un bénéfice de 15 kilogrammes.

M. C..., avant la course : *main droite,* 38 kilogrammes ; *main gauche,* 39 kilogrammes ; *lombes,* 105 kilogrammes.

Après la course : *main droite,* 42 kilogr., soit un bénéfice de 4 kilogrammes.

Main gauche, 35 kilog.. soit un bénéfice de 6 kilogrammes.

Lombes, 125 kilogr.. soit un bénéfice de 10 kilogrammes.

Nombreuses sont les expériences qui nous ont donné ce même résultat : accroissement de la force musculaire après une course à bicyclette d'une certaine durée.

Au lieu de noter une augmentation, quand on emploie un excito-moteur tel que la kola, on remarque une diminution dans la pression dynamométrique. Toutes nos observations confirment ce fait.

Ainsi nous-même, avant la course Bordeaux-Langon et retour, présentions :

Main droite : 36 kilogrammes au départ ; 32 kilogrammes à l'arrivée ; soit une diminution de 4 kilogrammes.

Main gauche : 32 kilogrammes au départ ; 29 kilogrammes à l'arrivée ; soit une diminution de 2 k. 8.

Lombes : 120 kilogrammes au départ ; 112 kilogrammes à l'arrivée : soit 8 kilogrammes de moins.

M. C... (course de 50 kilomètres) : *main droite :* 4 k. 100 en moins après la course ; *main gauche :* 2 k. 600 en moins ; *lombes :* 28 k. 500 en moins.

M. G... (même course) : *main droite :* 6 k. 300 en moins après; *main gauche :* 1 k. 800 en moins; *lombes :* 6 k. 1 en moins.

Nous reviendrons sur cette question si importante de la fatigue *consciente* et *inconsciente* au chapitre Nutrition au paragraphe des excito-moteurs (Kola). Disons tout de suite que la conscience de la fatigue dans une course faite sans kola est très vive, mais que la force dynamométrique augmente, alors qu'avec la kola c'est tout le contraire. La conscience de la fatigue n'existe pas ou est très amoindrie; mais par contre la force dynamométrique musculaire diminue.

CHAPITRE II

« On court avec ses poumons. »

RESPIRATION

Sommaire : Importance du rôle de la respiration dans le cyclisme. — Comment on doit respirer. — Influence de la bicyclette sur la respiration : accélération des mouvements respiratoires ; modifications subies dans leur amplitude et leur rythme. — Effets de l'entraînement. — Types de respiration chez les coureurs entraînés. — Pour bien courir il faut savoir bien respirer.

Supériorité des exercices des jambes sur les exercices des bras pour le développement de la poitrine. — Avantages de la bicyclette. — Les gymnastes et les coureurs. — Augmentation de la cage thoracique et de la capacité vitale par l'exercice vélocipédique. — Observations.

Il n'est pas une fonction de l'organisme sur laquelle l'usage de la bicyclette ait une aussi profitable influence. Nous venons de voir comment travaillent les muscles. Voyons maintenant quel est l'effet de ce travail sur l'acte respiratoire.

« Pour qui n'a pas compris le rôle de l'exercice méthodique de la respiration — a dit Dally — les bienfaits des exercices corporels sont toujours inexplicables ». On sait en effet depuis les magnifiques travaux de Richet que la ventilation pulmonaire se proportionne au travail musculaire effectué et que le moindre travail suffit pour modifier les volumes d'air qui traversent les poumons. Plus le muscle travaille, plus grande est la durée, la fréquence et l'énergie de sa contraction, plus grande aussi est l'activité respiratoire. Or nous venons de passer en revue les muscles utilisés dans

l'exercice vélocipédique. Ils sont en nombre tel, qu'il est déjà
facile de comprendre pourquoi, parmi les exercices qui peuvent tenir grande ouverte cette porte d'entrée de l'oxygène
qui s'appelle le poumon, la bicyclette occupe le premier rang.
Voilà la raison pour laquelle, dans le cyclisme, la respiration
est vraiment une fonction capitale, une fonction maitresse
qui commande toutes les autres.

Une vérité dont ne se pénètrent pas suffisamment les débutants est la suivante. Pour bien courir il faut savoir bien
respirer. Demandons-nous donc avant tout quelle sera pour
le vélocipédiste la position la plus favorable pour lui assurer
le plus large développement des mouvements respiratoires.

Dans la simple promenade à bicyclette, où la vitesse ne dépasse pas 12 kilomètres à l'heure, peu importe la façon de respirer. Le travail dépensé n'est pas suffisant pour amener

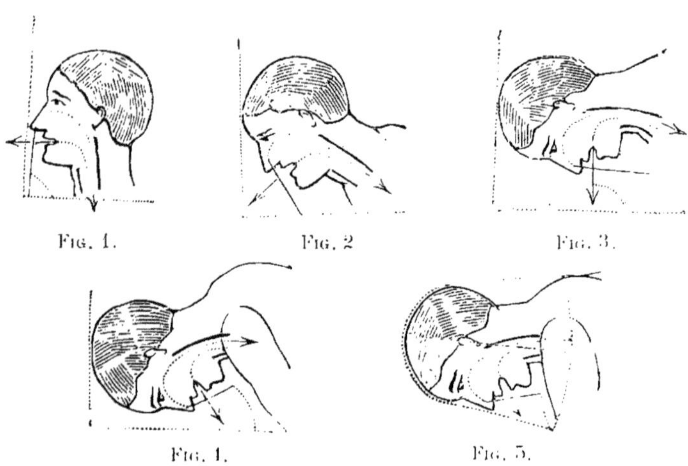

Fig. 1.   Fig. 2   Fig. 3.

Fig. 4.   Fig. 5.

l'essoufflement. Mais il n'en est pas de même dans les courses
de vitesse ; et, à ce point de vue, la question mérite d'être étu-
diée. A mesure que croit l'allure, outre le travail plus intense
qui en résulte, un autre facteur intervient : la résistance
opposée par les différentes couches d'air traversées. Nous em-

pruntons au livre de M. Tissié (¹), dont nous acceptons la théorie de la respiration à bicyclette, les cinq figures démonstratives qui précèdent.

Supposons que le vélocipédiste respire par la bouche, alors qu'il a la tête perpendiculaire au sol (fig. 1.). L'air s'engouffre dans les voies respiratoires ; mais à un moment donné il arrive que l'air extérieur possède une pression plus forte que celle de l'air contenu dans les poumons. L'élasticité pulmonaire n'est pas suffisante pour triompher de la résistance qui lui est opposée et l'expiration n'est plus possible. D'autre part le jeu des muscles expirateurs est d'autant plus grand et fatigant que l'élasticité pulmonaire est plus violentée par le tampon aérien qui fait opposition à l'expiration. Le coureur est obligé de ralentir son allure ou de s'arrêter.

Inspire-t-il par le nez ? (fig. 1). L'axe de la cavité nasale étant presque parallèle à la couche d'air, l'inspiration se fait cette fois de bas en haut et d'avant en arrière. L'expiration par la bouche est possible jusqu'au moment où, la vitesse devenant trop vive, le cycliste se voit dans l'obligation de baisser la tête. Les axes respiratoires sont alors changés (fig. 2 et 3). La prise d'air ne se fait plus de bas en haut, mais d'arrière en avant, en sens inverse du courant. A mesure que croît la vitesse, cette position s'accentue jusqu'au moment où l'inspiration se faisant de haut en bas et d'arrière en avant (fig. 4 et 5). l'expiration est rendue beaucoup plus facile en se faisant de bas en haut et d'avant en arrière.

Théoriquement il faudrait donc inspirer par le nez et expirer par la bouche. En pratique. ce n'est pas chose facile. La règle est plus souvent violée que suivie, parceque ce mode de respiration est très fatigant. Pour notre part, nous préférons la respiration par le nez. L'inspiration se fait suivant le mode que nous venons d'indiquer ; quant à l'expiration, elle se trouve singulièrement facilitée.

(¹) Pʜ. Tissié, Guide du Vélocipédiste pour l'entraînement, la course et le tourisme. (2ᵉ éd. de l'*Hygiène du Vélocipédiste*. Paris, Doin, 1893, p. 45).

Les grands coureurs respirent largement par le nez. En somme, ils ont raison ; car, outre que l'hématose générale est plus complète, les inconvénients que peut entraîner l'inhalation d'un air froid sont entièrement éludés.

L'usage, même modéré, de la bicyclette active les mouvements respiratoires d'une façon notable. Dans les courses de vitesse ils atteignent un chiffre très élevé. Cependant l'entraînement en diminue le nombre ; en augmentant la capacité respiratoire, la quantité d'air nécessaire à l'hématose se retrouve par l'amplitude thoracique plus grande, au lieu de se retrouver par un nombre plus grand d'inspirations. Nous donnons à ce sujet le résultat des observations que nous avons prises au Vélodrome du Parc de Bordeaux, pendant le mois de juin 1897, sur deux professionnels qui s'entraînaient en vue d'une course de 100 kilomètres.

Le premier A. V..., vingt-trois ans, présentait après une course de 5 kilomètres (vitesse : 42 kilomètres à l'heure) :

le	4 juin 1897....	68 respirations ;
le	7 juin 1897....	62 —
le	9 juin 1897....	56 —
le	15 juin 1897....	48 —
le	23 juin 1897....	46 —

soit une diminution de 22 respirations en 21 jours, au train toujours sévère de 42 kilomètres à l'heure.

Le deuxième E. L..., dix-huit ans, mieux entraîné que le précédent, examiné à sa descente de machine, présentait :

le	4 juin 1897....	54 respirations ;
le	7 juin 1897....	52 —
le	9 juin 1897....	52 —
le	15 juin 1897....	44 —
le	23 juin 1897....	44 —

soit une diminution de 10 respirations dans le même espace de 21 jours ; le sujet étant mieux entraîné, le nombre initial des respirations est moindre que celui du précédent, ainsi

que la différence qui, pour E. L..., est de 10 et pour A. V...
de 22.

Ce sont là des observations visant seulement des coureurs
déjà rompus à l'exercice de la bicyclette. Nous avons pu
constater sur nous-même une augmentation plus grande
encore du nombre des mouvements respiratoires. Le premier jour nous n'en comptions pas moins de 94 à la minute
(même allure que dans la course précédente). Il ne faut pas
trop s'en étonner, puisque Mosso rapporte qu'à la fin d'un
exercice de rames, le rythme respiratoire, qui était de
16 à la minute, s'éleva jusqu'au chiffre énorme de 120. Les
rameurs étaient cependant des jeunes gens d'une vigueur
peu commune.

Dans les courses de fond, nous avons pu vérifier l'authen-
ticité des observations de Rocheblave (de Montpellier). Le
nombre des respirations va en croissant ; une fois le maximum atteint, il se maintient presqu'invariable pendant toute
la durée de la course.

Modifiés dans leur nombre. les mouvements respiratoires
le sont aussi dans leur amplitude et leur rythme. Et ici encore
il faut faire une distinction entre les coureurs entraînés et
ceux qui ne le sont pas. Nous empruntons au même
ouvrage de M. Tissié [1] les tracés suivants. Le tracé (fig. 6)

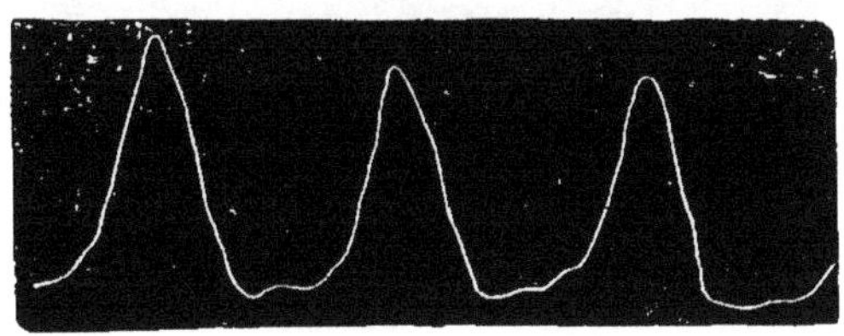

FIG. 6.

est le tracé respiratoire normal type. d'après Marey.

[1] Ph. Tissié, Guide du vélocipédiste, loc. cit., p. 66.

Le suivant (fig. 7) appartient à M. A. ., qui courait pour la

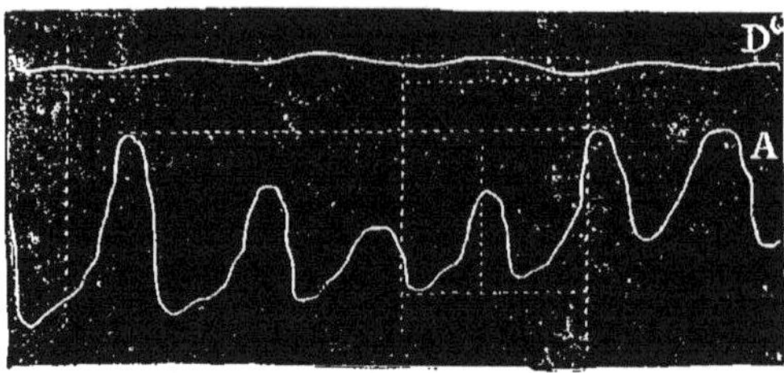

FIG. 7.

première fois. Le tracé supérieur D est pris avant la course ;
le tracé inférieur A, immédiatement à la descente de machine.

La différence d'amplitude au départ et à l'arrivée est très
accusée.

La figure 8 représente le graphique respiratoire du même

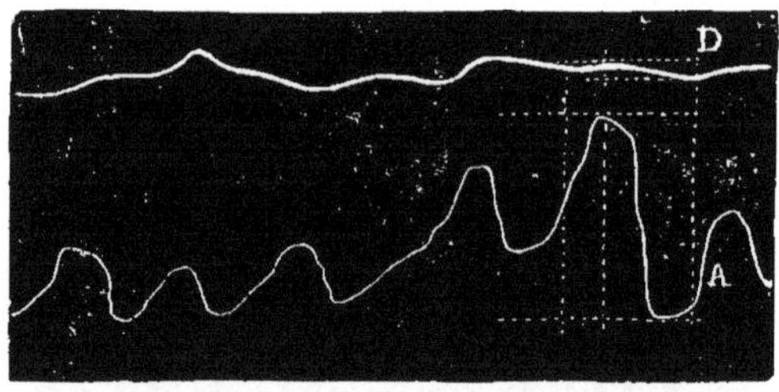

FIG. 8.

sujet. Après quelques minutes de repos M. A... prend part
à une seconde course. Le tracé supérieur est celui de sa
respiration au moment du départ et l'inférieur celui de
l'arrivée. Le phénomène est encore plus accusé. En outre,
on remarque facilement que la respiration revêt un type
caractéristique d'affolement.

A l'état de repos physiologique (état normal), les deux temps sont rigoureusement égaux. Ici, il n'en est plus de même ; le rythme est complèment changé.

Comparons maintenant les tracés précédents avec les deux suivants. Le premier (fig. 9) est celui d'un vélocipédiste

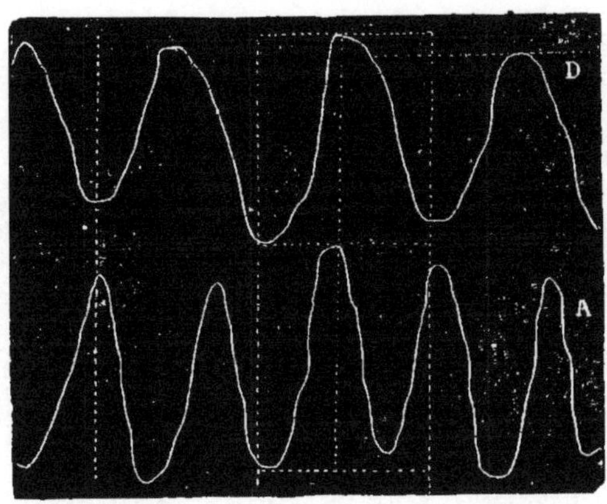

FIG. 9.

connu depuis longtemps, M. Jiel-Laval, habitué aussi depuis longtemps à cet exercice. L'amplitude est plus accusée au départ que sur le tracé qui précède. A l'arrivée, elle diffère peu en somme de celle du départ.

Si le nombre des mouvements respiratoires est doublé, l'amplitude est à peu près semblable avant et après la course.

Le second (fig. 10) a été pris par M. Tissié sur le coureur Stéphane après la course de 24 heures, le 24 juin 1893, sur la piste du Vélodrome du Parc.

Ce tracé n'a pas été publié. Chez ce coureur, après l'immense travail musculaire qu'il vient de fournir, il se rapproche beaucoup du tracé type respiratoire physiologique de Marey.

Tels sont ici, bien évidents, les effets de l'entraînement.

L'exemple de ces deux cyclistes est une justification de ce principe que *pour bien courir, il faut pouvoir et savoir bien respirer*. Quoi qu'on dise, ce n'est pas une chose si commune. C'est là cependant une condition première de succès et nous avons pu nous assurer que bien peu savent mettre méthodiquement en jeu les muscles de leur cage thoracique.

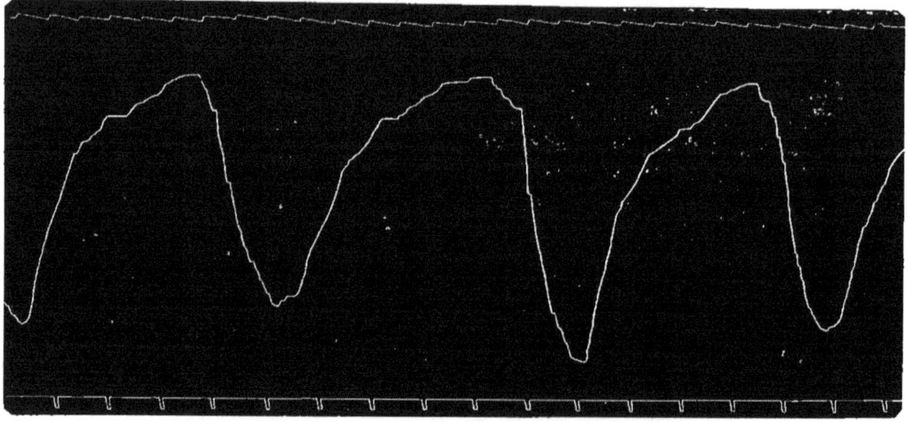

FIG. 10. — Tracé respiratoire du coureur Stéphane après la course de 24 heures sur piste, du 24 juin 1893. (Vélodrome du Parc de Bordeaux.)

Grâce à l'incessante activité respiratoire qu'elle produit, la bicyclette est un merveilleux instrument, capable de donner au poumon et à son enveloppe leur maximum de développement. A ce propos il ne serait peut-être pas inutile de réfuter ici l'opinion encore trop souvent admise que, pour atteindre ce but, ce ne sont pas les membres inférieurs qu'il faut exercer, mais surtout les membres supérieurs.

Rien n'est plus faux. Le travail des membres supérieurs (élévation du corps, suspension sur les bras) immobilise souvent la cage thoracique et, par suite de l'effort qu'il nécessite, supprime momentanément l'hématose. La position que l'homme occupe sur la bicyclette au contraire, outre qu'elle est essentiellement reposante, est aussi très favorable au large développement des mouvements respiratoires. A cette raison s'en ajoute une autre. Plus les muscles sont volumineux, plus les échanges sont nombreux pour leur respiration intime, plus grande est l'hématose pulmonaire. Il y a donc avantage à ce que se soient les muscles du train inférieur qui travaillent; car ils représentent une masse beaucoup plus considérable que ceux du train supérieur.

« C'est une erreur de croire, dit M. Tissié, qu'à de larges pectoraux correspondent de larges poumons. Il y a là une illusion par idée préconçue. Les gymnastes français, très forts aux appareils, sont de piètres coureurs ; bien peu savent respirer, parce que leurs poumons ne sont pas éduqués, tandis que les vélocipédistes, avec des pectoraux moins développés, peuvent tenir plus longtemps. Ainsi donc développer le train supérieur plus que le train inférieur, c'est commettre une erreur sinon une faute physiologique ». Pour se convaincre de cette vérité, il suffit de remarquer qu'il existe souvent un écart considérable entre la puissance respiratoire et la puissance musculaire d'un individu. Un sujet peu musclé, ne développant qu'une très médiocre pression dynamométrique, peut faire preuve d'une puissance respiratoire supérieure à celle d'un homme doué d'une très grande force musculaire.

« Les médecins eux-mêmes sont pris au change. Dans la gymnastique de développement, ils conseillent surtout les mouvements du train supérieur afin d'augmenter la capacité respiratoire ; ils se basent sur ce que les muscles expirateurs fonctionnent surtout dans l'élévation du bras, le corps étant fixé. Assurément l'expiration est facilitée ; mais l'inspiration est moins grande que dans les exercices du train inférieur ; puisque l'inspiration est en raison directe des échanges gazeux, que le travail du train inférieur augmente bien plus que celui du train supérieur. Les mouvements alternatifs d'élévation et d'abaissement du train supérieur ne mettent en jeu que les muscles inspirateurs et expirateurs, alors que les mouvements du train inférieur mettent directement en jeu les poumons eux-mêmes »; c'est pourquoi, avec M. Tissié. nous pensons que la cage thoracique se dilate par une action de dedans en dehors, c'est-à-dire par le développement élastique initial des poumons dont toutes les vésicules apprennent, par un entraînement méthodique, à se gonfler d'air et à jouer avec le maximum d'amplitude, chacune d'elles formant ainsi comme un point d'appui atmosphérique à la partie interne de la cage thoracique qui, étant élastique, est refoulée dans toutes ses parties de dedans en dehors, et se développe ainsi normalement.

Cette théorie explique les modifications apportées dans les tracés cirtométriques après un entraînement respiratoire provoqué par les exercices du train inférieur.

Les deux premières observations que nous relatons à la fin de ce chapitre ont trait à deux vélocipédistes universellement connus par les prouesses extraordinaires qu'ils ont accomplies; le premier, Cordang, couvrant 991 kilomètres en 24 heures; le deuxième, Huret, couvrant dans le même temps la distance considérable de 909 kilomètres. Considérons leur tracé cirtométrique et nous serons surpris du développement athlétique de leur poitrine. Si l'on s'accorde à reconnaître la puissance respiratoire comme le critérium de la résistance vitale, on comprend quelle somme d'énergie peuvent fournir à un moment donné ces deux types vraiment admirables de régularité et de vigueur respiratoires.

L'usage de la bicyclette développe donc, chez ceux qui s'adonnent à ce genre de sport, une augmentation de volume de la cage thoracique. La capacité vitale du sujet subit également un accroissement proportionnel. C'est ce que nous prouvent les observations personnelles que nous rapportons ici. Il était d'ailleurs facile de le prévoir. On sait, en effet, qu'en exprimant par 1 la quantité d'air nécessaire dans la position horizontale, on trouve que cette quantité est de 1,33 debout, 1,90 dans la marche modérée, 2,76 dans la marche rapide, 4,31 dans la natation, 7 dans la course rapide.

Notons en passant que le chant développe aussi la cage

thoracique à titre de provocateur du travail pulmonaire. Un de nos excellents amis, le Dr C. J..., aujourd'hui médecin de la marine, vint un jour faire avec nous une course à bicyclette. Bien qu'il ne se fût soumis à aucun mode d'entraînement, nous fûmes surpris de cette même régularité, alors que tous les sujets que nous avions examinés jusque-là émettaient chaque fois un volume d'air différent. Le Dr C. J... est un chanteur de grand talent.

Si la proportion des échanges gazeux est 3,68 fois plus grande dans la course rapide que dans la marche modérée (7 : 1,90 = 3,68) l'élasticité pulmonaire doit fournir à 3,68 fois plus de travail physiologique et l'individu ne peut établir ce travail qu'en raison de la structure anatomique de la cage thoracique. Plus celle-ci est extensible, plus facile est l'expansion centrifuge de la masse gazeuse emmagasinée dans les poumons à chaque inspiration. Le maximum de cette expansion est en rapport avec le maximum d'élasticité de la cage thoracique, c'est-à-dire de l'élasticité de ses insertions chondro-osseuses, ou mieux, de la nature élastique de la longueur et du nombre des segments cartilagineux. C'est pourquoi l'enfant court et le vieillard marche. La puissance de développement de l'enfant est plus dans la valeur de ses cartilages thoraciques que dans celle de ses muscles. Il en est de même pour le coureur vélocipédique, car si l'on court avec les poumons, il est avant tout nécessaire que le jeu pulmonaire ne soit pas violenté par la cage thoracique. « L'homme étant un bipède qui marche et qui court, nous devons, dit M. Tissié [1], le comparer à un bipède qui court et qui marche : l'autruche. On ne peut le comparer à un anthropoïde. Le singe est un quadrumane. En effet, si nous examinons la cage thoracique d'un oiseau appelé à supporter de grandes pressions atmosphériques, nous constatons que sa structure anatomique diffère de la structure anatomique de celle de l'homme ». « Leur cage thoracique, dit M. Caminade, est renforcée par

---

(1) Pʜ. Tɪssɪᴇ́, *La Fatigue et l'Entraînement physiques*, Paris, Alcan, 1897.

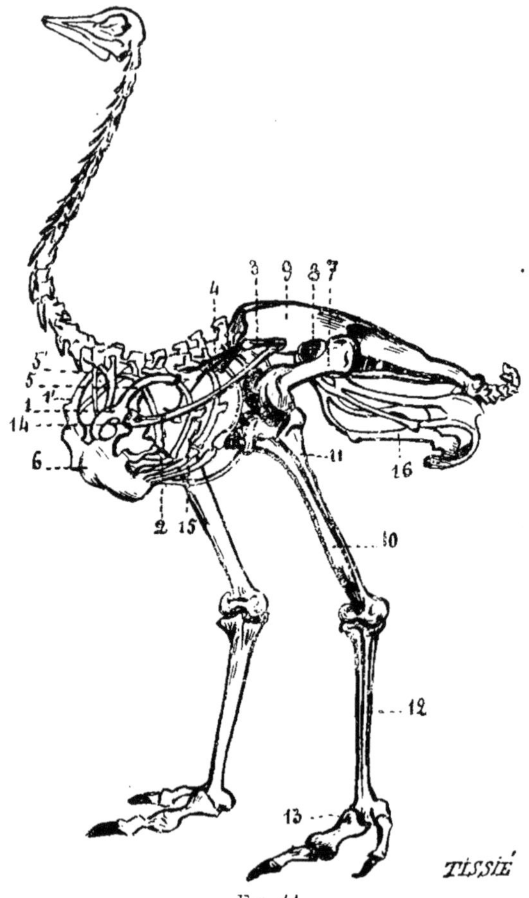

Fig. 11.

Squelette d'autruche, **type coureur**, dessin d'après nature
(Muséum d'histoire naturelle de Bordeaux).

1. Clavicule. — 2. Humérus. — 3. Cubitus et radius. — 4. Carpe. —
5. 5'. Omoplates. — 6. Sternum. — 7. Fémur. — 8. Tête du fémur dans la
cavité cotyloïde. — 9. Sacrum. — 10. Tibia. — 11. Péroné. — 12. Tarse. —
13. Métatarse. — 14. Cavité glénoïde. — 15. Cage thoracique avec les côtes
sternales, les articulations fibro-cartilagineuses, les côtes et les apophyses
costales. — 16. Os du bassin.

des apophyses costales en dents de peigne qui sont dirigées
en arrière et en haut, s'étendant du milieu du bord supérieur de chaque côte sur la face externe de la côte suivante,
qu'elles recouvrent et à laquelle elles sont attachées par des
ligaments. Leur fonction est la consolidation de la partie
supérieure du thorax.

» Les vraies côtes sont réunies au sternum non par des cartilages, mais par des os, par les côtes sternales qui forment
avec les côtes des angles aigus dirigés en bas et en arrière et
d'autant plus ouverts qu'ils se rapprochent davantage de la
région sacrée. Ces côtes, qui sont pneumatisées, s'articulent
librement avec le sternum par une de leurs extrémités et avec

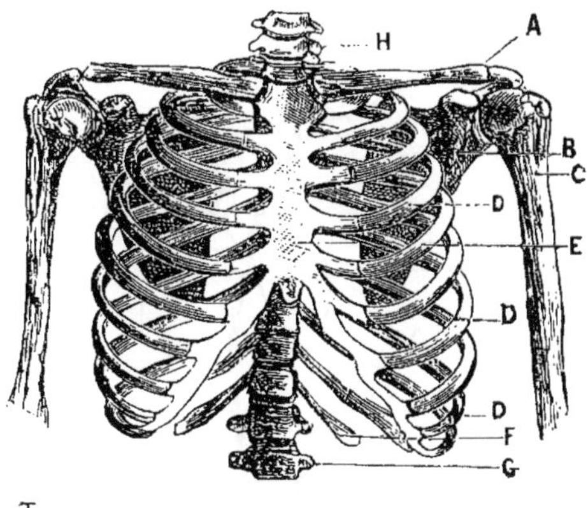

Fig. 12.

les vraies côtes par l'autre extrémité. Chacune d'elles se
divise à son extrémité inférieure en deux petites têtes articu-
laires qui s'adaptent aux deux lèvres du bord latéral du sternum. Leur longueur augmente graduellement d'avant en
arrière. Le sternum varie de forme selon que l'oiseau est un
voilier ou un coureur : le bréchet est très développé chez les
premiers, il est nul chez les seconds. Le sternum subit donc
ces modifications qui sont en rapport avec la faculté du
vol. »

Le sternum de l'homme est plat, celui de l'autruche est à convexité extérieure. En comparant la cage thoracique de l'autruche et de l'homme (fig. 11 et 12), on voit la grande différence qui existe dans leur structure et dans le jeu de la respiration. L'homme ne possède pas, comme l'autruche, des côtes sternales qui sont reliées aux véritables côtes par des cartillages plus ou moins développés. C'est pourquoi, étant donnés pour l'homme les deux points d'appui rigides des côtes, en avant sur le sternum, en arrière sur la colonne vertébrale, le type du tracé cirtométrique chez les entraînés de la respiration est elliptique (en coupe de citrouille) au lieu d'être cylindrique comme chez le fœtus qui n'a pas encore respiré, ou ovoïde (coupe de poire) chez ceux qui ne savent pas respirer, ce type se rapprochant plus du type cylindrique

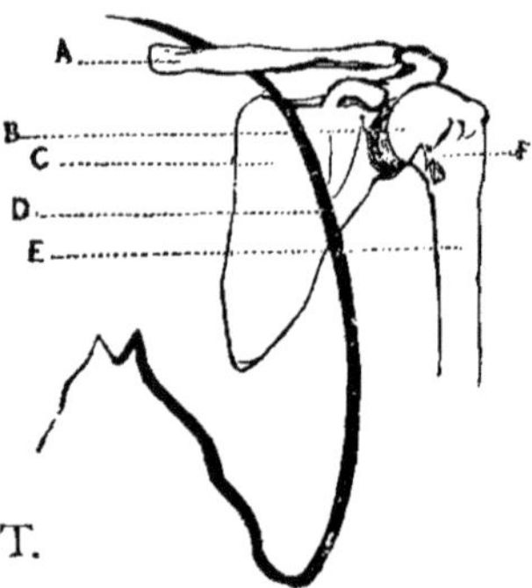

Fig. 13.

que du type elliptique. D'autre part, de l'élasticité de l'articulation sterno-costo-claviculaire et de l'articulation coraco-claviculaire dépend également le développement intégral de la cage thoracique. L'articulation de l'épaule, à l'encontre de l'articulation du bassin, possède une très grande élasticité, élasticité qu'elle doit à son type d'insertion qui est en forme de pince (fig. 13).

» On sait, dit M. Caminade, que le corps supporte une pression de 15.000 à 20.000 kilogrammes (103 kilogrammes par décimètre carré). Les liquides du corps étant incompressibles absorbent le gaz de l'atmosphère quand la pression augmente.

» La pression de l'air dans les voies aériennes varie pendant et selon la respiration. Pendant la respiration paisible, en inspiration, la pression est négative; elle s'abaisse à 0.001 de mercure ; en expiration elle est positive, elle s'élève de 0,002 à 0,003 de mercure.

» Pendant la respiration forcée, en inspiration, la pression est négative. Elle s'abaisse de 0.057 ; dans l'expiration elle est positive et s'élève de 0,087. La pression d'expiration est ainsi supérieure de 0,144 à la pression d'inspiration, ce qui équivaut, dit M. Landois, à une pression de 4 kilogrammes par décimètre carré. »

Non seulement l'usage de la bicyclette peut donner aux organes de la respiration un développement remarquable, mais il favorise encore la régularité de ce développement parce qu'il répartit le travail musculaire et que d'autre part c'est un exercice d'équilibre.

A ceux qui sont soucieux de garder ou d'acquérir l'harmonie des formes nous ne saurions trop recommander la bicyclette. Nous devons dire cependant que la pureté des formes ne peut s'acquérir complètement que grâce à un entraînement méthodique de chaque muscle ou de chaque groupe musculaire selon sa fonction physiologique et mécanique vis-à-vis de l'individu.

OBSERVATION I

(Type de respiration développée par les mouvements du train inférieur)

CORDANG, coureur hollandais (Maëstricht), gagnant de la course de 24 heures sur piste à Londres (991 kilomètres en 24 heures). Age : 26 ans. Taille : 1ᵐ 63. Poids : 61 k. 500. Fils d'un capitaine au long cours. A passé sa jeunesse à bord des caboteurs.

Examiné le 14 mai 1897 (veille de la course Bordeaux-Paris), son tracé cirtométrique a été pris par M. le Dr Tissié.

Remarquons, tout d'abord, qu'il est régulier et symétrique. Ses diamètres thoraciques sont :

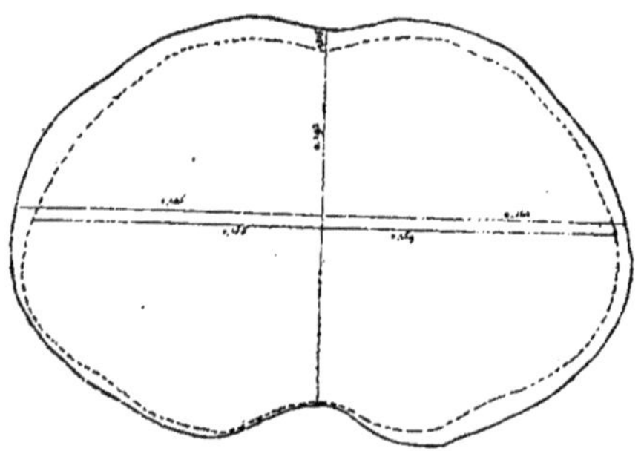

Fig. 14.

Tracé cirtométrique du coureur Cordang.

En expiration : Diamètre antéro-postérieur .... 0^m192
Diamètre transverse 0,314
En inspiration : Diamètre antéro-postérieur 0,205
Diamètre transverse 0,329

Ainsi qu'il est facile de le constater, les deux côtés sont également développés :

En expiration : Diamètre transverse gauche .... 0^m155
Diamètre transverse droit...... 0,159
En inspiration : Diamètre transverse gauche.... 0,165
Diamètre transverse droit...... 0,164

Chez l'homme vigoureux, le diamètre transverse varie entre 0,250 et 0,260. Chez Cordang, il atteint 0,314 en expiration (soit une augmentation de 0,064) et 0,329 en inspiration (soit une augmentation de 0,079).

Ces différences sont dues à l'entraînement sévère et prolongé en plein air pour arriver à acquérir la forme qu'il possède à l'heure actuelle.

Ce qui frappe dans le tracé cirtométrique de ce coureur, c'est la régularité des deux courbes inspiratoire et expiratoire. Celle-ci est tout entière contenue dans celle-là et d'une façon très symétrique; ce qui prouve l'établissement d'une synergie parfaite entre le jeu des différents groupes musculaires thoraciques et abdominaux de la respiration. La régularité de ce jeu est aussi contrôlée par la spirométrie : Cordang émet la même quantité d'air à chaque expiration.

Spirométrie : Première expiration 2,700

Deuxième expiration.... 2,700

Troisième expiration.... 2,700

Quatrième expiration... 2,700

Cinquième expiration .. 2,700

Dynamométrie. — (Avant la course Bordeaux-Paris, 1897.)

Main droite : 40 kilogrammes.

Main gauche: 42 —

Lombes : Première traction.... 140 kilogrammes.

Deuxième traction .... 145 —

Troisième traction .... 160 —

Quatrième traction.... 185 —

Cinquième traction.... 205 —

Sixième traction...... 210 —

A la sixième traction, Cordang casse le dynamomètre.

Cette observation prouve le degré d'entraînement supérieur qu'avait atteint Cordang puisque les muscles du massif lombaire fournissent une force toujours ascensionnelle à chaque traction. Chez les sujets non entraînés, il existe des oscillations entre les diverses tractions quand celles-ci sont exécutées les unes à la suite des autres.

OBSERVATION II

HURET, coureur français. Vainqueur de la course de 24 heures sur piste au Vélodrome du Parc-des-Princes, Paris (909 kilomètres). Exerçait autrefois la profession d'ouvrier boulanger.

Voici son tracé cirtométrique, recueilli le 17 mai 1897, en même temps que celui de Cordang :

En expiration : diamètre antéro-postérieur 0ᵐ.236
      diamètre transverse 0.295
En inspiration : diamètre antéro-postérieur 0.249
      diamètre transverse. 0.330

Comme chez Cordang, il existe un développement sensiblement égal des deux côtés, moins accusé ici cependant :

En expiration : diamètre transverse gauche 0ᵐ.153
      diamètre transverse droit. . 0.142
En inspiration : diamètre transverse gauche 0,166
      diamètre transverse droit. . 0.164

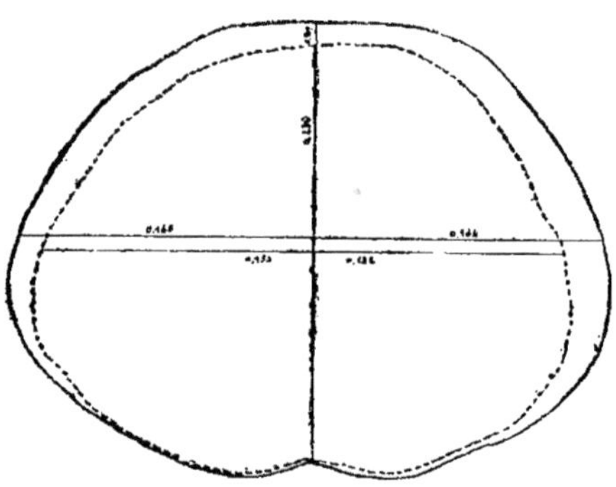

Fig. 15.

Tracé cirtométrique du coureur Huret.

Remarquons en passant cette coïncidence frappante. Il y a égalité absolue (à 0,001 près) entre les deux diamètres transverses droit et gauche en inspiration.

Là encore la courbe respiratoire est enfermée tout entière dans la courbe inspiratoire, sauf cependant à la partie inférieure gauche où elle déborde légèrement.

Le tracé respiratoire de Huret est fort développé, inférieur cependant à celui de Cordang. Peut-être faut-il en voir la raison dans le genre de vie qu'ils menaient avant de courir. C'est par hasard que tous les deux sont devenus vélocipédistes. Le premier, ouvrier boulanger, vivant dans un milieu confiné. développait surtout ses membres supérieurs, tandis que l'autre. habitué aux manœuvres des matelots qui demandent les travail réuni du train supérieur et du train inférieur avait encore les immenses avantages de la vie du plein air.

OBSERVATION III

Raoul V... Age : vingt-trois ans. Taille 1^m 65. Poids 61 kilogrammes (janvier 1897): 60 k. 800 (2 novembre).

Monte à bicyclette depuis deux ans mais d'une façon intermittente. S'est soumis depuis le mois de février dernier à un entraînement beaucoup plus régulier. A fait pendant les mois d'août. septembre. octobre. près de 1.200 kilomètres environ.

Nous reproduisons ici ses tracés cirtométriques. le premier a été pris le 17 janvier 1897. le second le 7 novembre 1897.

Les diamètres thoraciques du premier tracé sont les suivants ;

1° *En expiration :* diamètre transverse gauche 0^{m}143

      —   —   droit.. 0.137

Soit pour le diamètre transverse total... 0.280

2° *En inspiration :* diamètre transverse gauche 0.143

      —   —   droit.. 0.138

Soit pour le diamètre transverse total ... 0.281

3° Le diamètre antéro-postérieur est :

    a) En inspiration.......... 0.218

    b) En expiration....... ... 0.190

Dans le tracé II les diamètres sont :

1° *En expiration :* diamètre transverse gauche 0^{m}141

      —   —   droit.. 0.111

Soit pour le diamètre transverse total .. 0.282

2° *En inspiration :* diamètre transverse gauche 0.148

      —   —   droit.. 0.140

Soit pour le diamètre transverse total ... 0.288

3° Le diamètre antéro-postérieur est :

    a) En inspiration..... .... 0.235

    b) En expiration.......... 0.218

Ce qui frappe tout d'abord dans le premier tracé. c'est que la ligne d'inspiration est coupée par la ligne d'expiration aussi bien à droite qu'à gauche du plan antéro-postérieur.

Tracé I.

(Avant tout entraînement.)

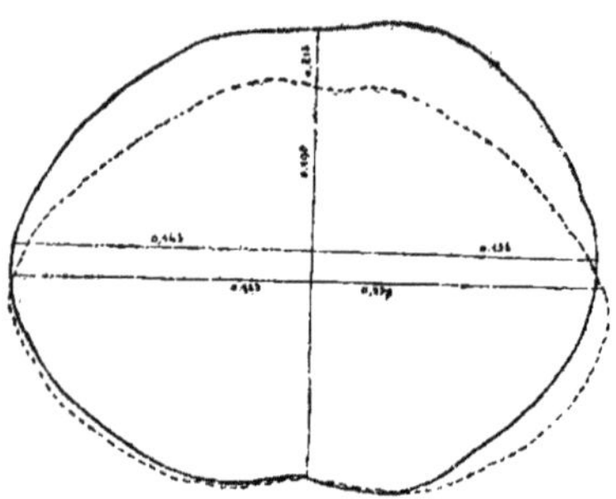

Tracé II

Après entraînement à bicyclette.)

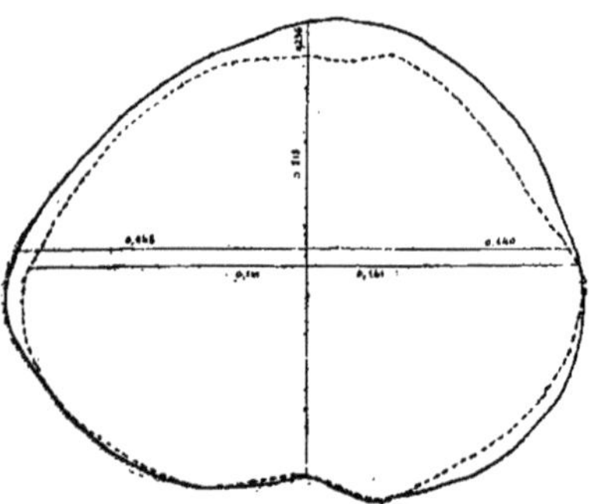

Fig. 16.

Dans le deuxième tracé, modification importante : la ligne d'expiration est contenue tout entière dans la ligne d'inspiration sauf en un point à droite. En expiration les deux diamètres transverses sont devenus égaux à droite et à gauche (0,141 — 0,141); de plus le diamètre transverse total a augmenté de 2 millimètres.

En inspiration les deux diamètres diffèrent. Celui de gauche dépasse de 8 millimètres celui de droite (0,148 — 0,140) alors que dans le premier tracé il ne le dépassait que de 6 millimètres (0,143 — 0,137). Cependant en comparant ce diamètre transverse au précédent nous voyons qu'il a augmenté :

$$1^o \text{ A gauche de......} \quad 5 \text{ millimètres}$$
$$2^o \text{ A droite de ......} \quad 2 \text{ millimètres}$$

Soit une augmentation totale de 7 millimètres. Le diamètre antéro-postérieur a augmenté en expiration de 28 millimètres et en inspiration de 18 millimètres.

Le deuxième tracé est donc intéressant à étudier :

1° Parce que la courbe expiratoire est rentrée presque tout entière dans la courbe inspiratoire.

2° Parce qu'il a acquis une régularité et une harmonie qui le rapprochent du tracé normal type. Tous les plans transverses expiratoires et inspiratoires ainsi que le plan antéro-postérieur ont acquis de plus grandes dimensions. Cette augmentation de la cage thoracique est très sensible.

A cette augmentation de la cage thoracique correspond une augmentation de capacité vitale.

Raoul V.... le 17 janvier 1897, c'est-à-dire avant son entraînement, présentait une capacité vitale de 2 lit. 300, aujourd'hui elle est de 2 lit. 630, soit une augmentation de 0 lit. 330.

La circonférence thoracique qui mesurait avant l'entraînement 0,780 en expiration et 0,820 en inspiration mesure à l'heure actuelle 0,820 en expiration, soit 0,004 de plus et 0,865 en inspiration, soit un bénéfice de 0,045.

OBSERVATION IV (Auto-observation).

Age : vingt-trois ans. Taille : 1m63. Poids : 60 kilos (17 janvier 1897); 59 kil. 800 (2 novembre 1897).

Le premier tracé a été pris avant tout entraînement, le 17 janvier 1897. Nous n'étions pas monté à bicyclette depuis six mois environ.

Le deuxième tracé a été pris le 12 octobre 1897 après un entraînement sérieux et un parcours de 2.000 kilomètres environ dans l'intervalle de ces deux dates.

Etudions le tracé I.

Remarque importante tout d'abord. Le sternum reste complètement immobile pendant le jeu respiratoire. Il n'y a donc qu'un seul diamètre antéro-postérieur. Voici nos diamètres thoraciques.

Diamètre antéro-postérieur 0ᵐ190
En expiration : Diamètre transverse 0,293
En inspiration : Diamètre transverse 0,309

Tracé I
(Avant tout entraînement.)

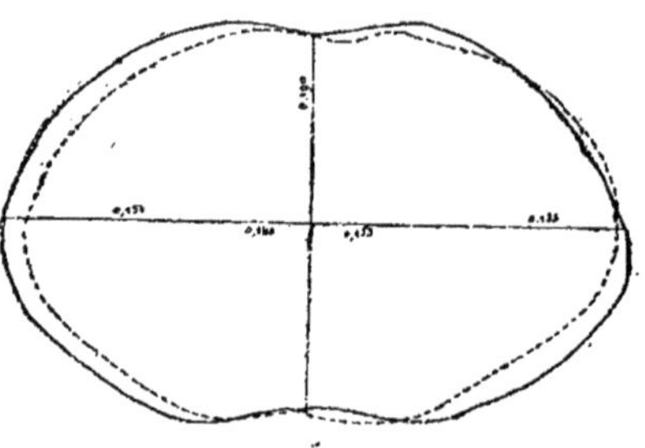

Tracé II
(Après entraînement à bicyclette.)

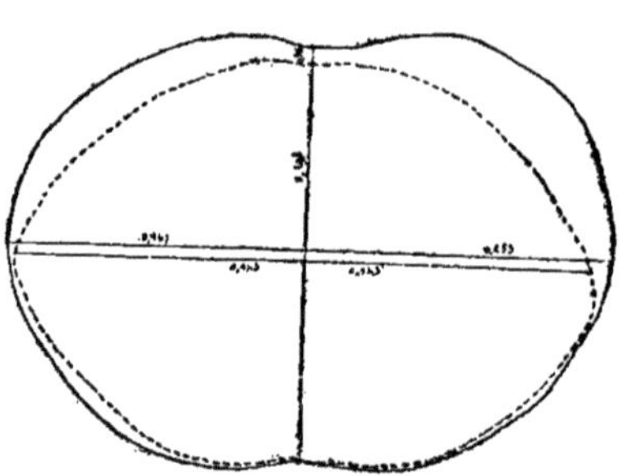

Fig. 17.

D'autre part, il y a un manque de symétrie très accusé au bénéfice du côté droit :

En expiration : Diamètre transverse droit. . 0^m153
— — gauche 0,140
En inspiration : Diamètre transverse droit. . 0,158
— — gauche 0,151

Il existe une différence de 13 millimètres entre le développement de la cage thoracique plan droit et le développement du plan gauche.

Etudions maintenant le deuxième tracé. Les diamètres thoraciques sont devenus :

a) *En expiration :* Diamètre transverse droit. . 0^m143
— — gauche 0,143
Soit pour le diamètre transverse total. 0,286
b) *En inspiration :* Diamètre transverse droit. . 0,153
— — gauche 0,147
Soit pour le diamètre transverse total. 0,300
c) Le diamètre antéro-postérieur est :
En expiration. 0,198
En inspiration. 0,206

A première vue, d'importantes et nombreuses modifications se sont produites. Nous y relevons les détails caractéristiques suivants :

1° L'ensemble du tracé s'est sensiblement régularisé. La courbe expiratoire est maintenant contenue tout entière dans la courbe inspiratoire.

2° Les diamètres transverses droit et gauche sont aussi plus réguliers.

En inspiration, il n'y a plus qu'une différence de 6 millimètres au lieu de 7 (au bénéfice du côté droit).

En expiration, les deux diamètres qui présentaient une différence de 13 millimètres sont maintenant *absolument égaux* (143 millimètres de chaque côté).

3° Enfin, ce qu'il y a de plus intéressant à noter, c'est le développement antéro-postérieur de la cage thoracique. Le diamètre antéro-postérieur qui au mois de janvier était invariable dans l'expiration et l'inspiration, soit 190, a augmenté de 8 millimètres en expiration et de 16 millimètres en inspiration.

Observation V

J. L... Age : vingt et un ans. Taille 1 m. 70. Poids 76 kilos (le 17 janvier 1897), 70 kilos (le 2 novembre 1897). A maigri de 6 kilos. Blennorragie rebelle.

Tracé I.
(Avant tout entraînement.)

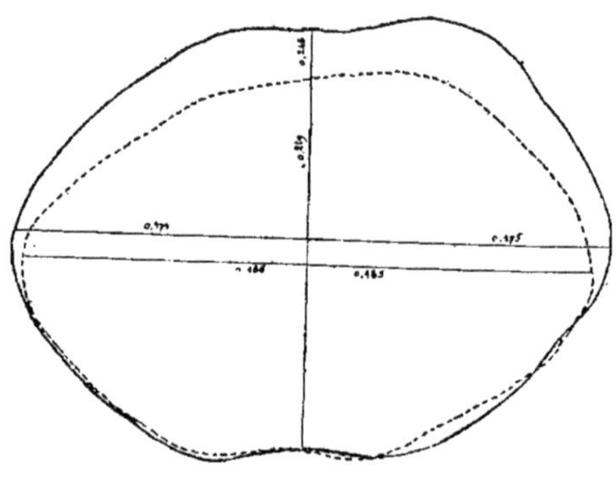

Tracé II.
(Après entraînement à bicyclette.)

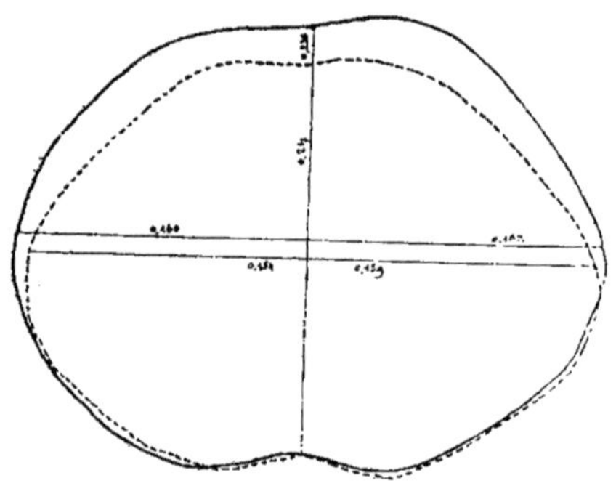

Fig. 18

Les diamètres thoraciques du premier tracé sont les suivants :

En expiration : Diamètre transverse gauche   0ᵐ166
—   — droit .   0,169

Soit pour le diamètre transverse total............. 0,335

En inspiration : Diamètre transverse gauche 0,171

— — droit.. 0,175

Soit pour le diamètre transverse total............. 0,346

Le diamètre antéro-postérieur est :

En inspiration .... 0^m248

En expiration....................... 0,219

Les diamètres thoraciques du second tracé sont les suivants :

En expiration : Diamètre transversal gauche 0^m154

— — droit.. 0,159

Soit pour le diamètre transverse total............. 0,313

En inspiration : Diamètre transverse gauche 0,160

— — droit.. 0,162

Soit pour le diamètre transverse total............. 0,322

Le diamètre antéro-postérieur est :

En inspiration 0,238

En expiration....................... 0,217

Somme toute, tous les diamètres sont diminués.

1° *En expiration,* le diamètre transverse total a diminué de 0,335 — 0,313 = 0,022.

2° *En inspiration,* le diamètre transverse total a diminué de 0,346 — 0,322 = 0,024.

3° Le diamètre antéro-postérieur a diminué en inspiration de 0,010 et en expiration de 0,002 seulement.

Mais il faut remarquer que le premier tracé est d'une très grande irrégularité. Manque absolu de symétrie. Le plan antérieur (côté droit) est beaucoup plus développé que le plan antérieur (côté gauche). D'autre part, la ligne d'expiration coupe la ligne d'inspiration à la partie postérieure droite, la coupe et la suit à la partie postérieure gauche.

Dans le deuxième tracé, s'il y a rétrécissement, il y a une toute autre régularité. Le plan antérieur (côté gauche) fait encore une légère saillie, mais beaucoup moins accentuée. Dans son ensemble ce tracé est beaucoup plus harmonieux que le premier.

Voici maintenant plusieurs tracés thoraciques de sujets de tout âge, modifiés par la gymnastique du train inférieur. Ils sont empruntés à la thèse de notre ami le Dr Caminade :

Le premier (fig. 19) est celui d'un sujet de 23 ans, qui a pratiqué la bicyclette. C'est un type respiratoire fort bien développé. Le second (fig. 19) est celui de Mlle G.... élève du Cours municipal de danse de Bordeaux (exercice dans un air confiné).

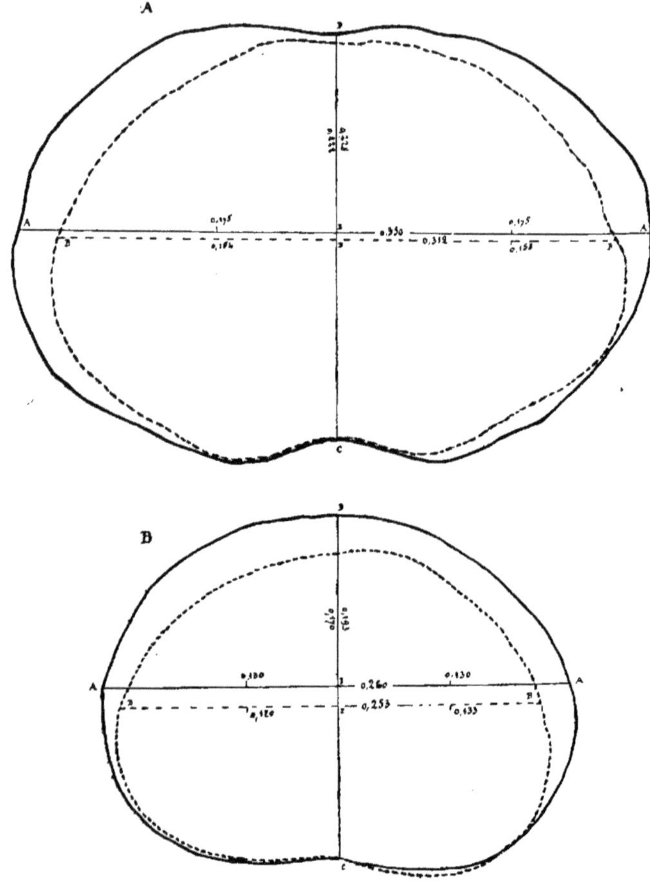

FIG. 19.

Types respiratoires

A. Tracé d'un jeune homme pratiquant les exercices du train inférieur en plein air. — B. Tracé d'une élève d'un cours de danse. Exercice du train inférieur dans un air confiné.

La figure 20 représente le tracé thoracique de Jacques R... (après ablation de végétations adénoïdes. Asymétrie thoracique). On voit les modifications subies dans l'intervalle du 26 novembre 1894 et du 30 juillet 1895, à la suite de la gymnastique médicale appliquée par M. le Dr Tissié.

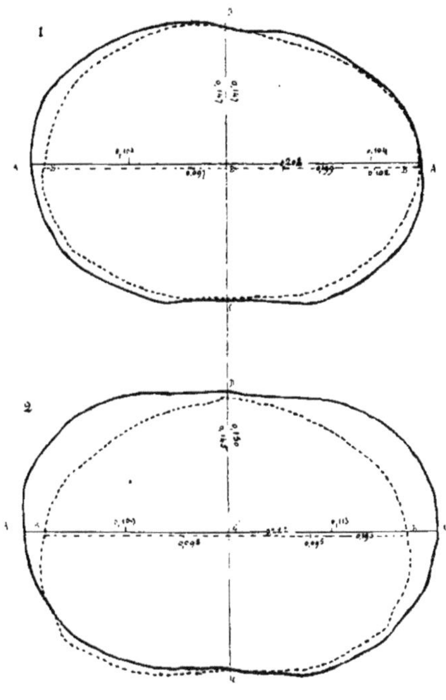

Fig. 20

Tracés cirtométriques de Jacques R...

1. Tracé avant le traitement, après l'ablation de végétations adénoïdes. — 2. Tracé après le traitement.

Il est facile de voir également les bénéfices qu'a tiré de cette gymnastique respiratoire son frère Pierre R.... (fig. 21).

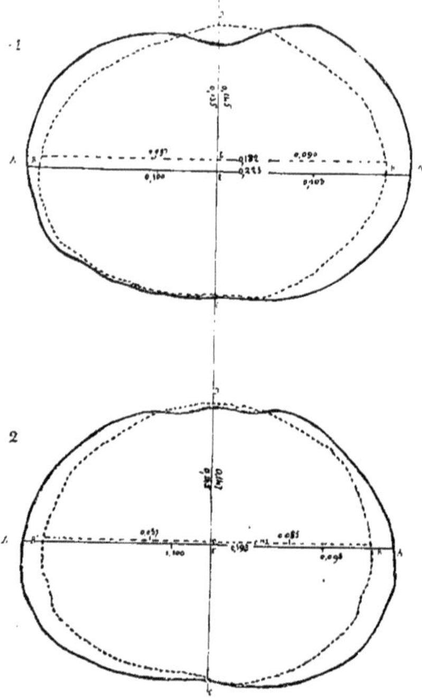

Fig. 21

Tracés cirtométriques de Pierre R....

1. Tracé avant le traitement, atonie des muscles abdominaux. — 2. Tracé après le traitement.

La figure 22 représente les modifications thoraciques subies également par Mlle Andrée M...., à la suite du même traitement appliqué par M. le Dr Tissié. (Misère physiologique. Anémie. Atonie des extenseurs lombaires).

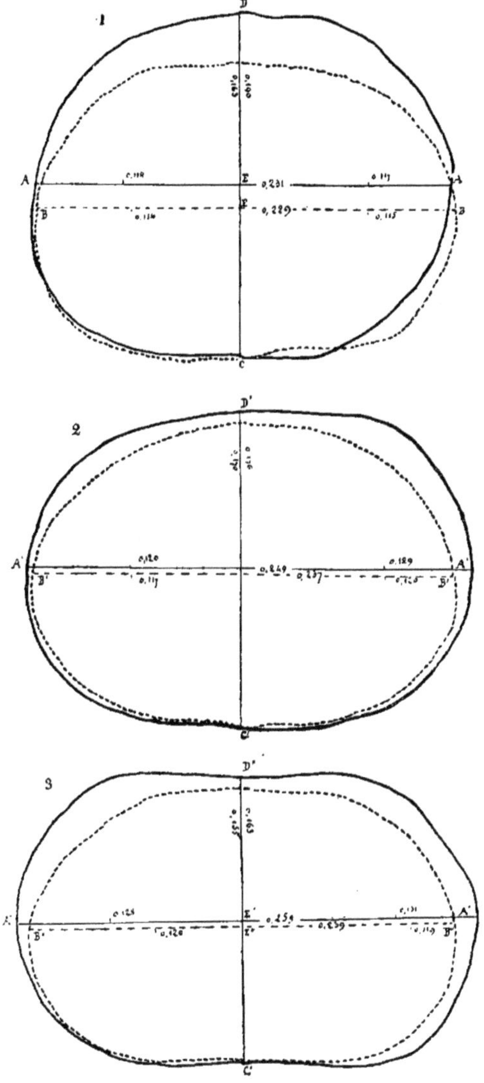

FIG. 22

Tracés cirtométriques d'Andrée M....

1. Tracé avant le traitement. — 2. Tracé en cours de traitement. —
3. Tracé en cours de traitement.

Nous avons eu la bonne fortune de voir, il y a quelques jours (2 décembre 1897), cette jeune fille qui, depuis cinq mois (de juillet à décembre) avait délaissé tout entraînement de gymnastique respiratoire.

Chose curieuse : le tracé cirtométrique du 2 décembre 1897 a une ressemblance absolue avec celui qui a été pris avant tout traitement, ce qui montre que le repos fait perdre peu à peu les bénéfices de l'entraînement et que les muscles de la respiration ont une tendance à reprendre leur jeu initial.

Nous joignons ici, à titre comparatif, le tracé thoracique d'un sujet fort entraîné à l'escrime et à la danse depuis trois ans. C'est celui d'un de nos amis M. F. L..., vingt-quatre ans.

Les diamètres thoraciques sont d'une très grande symétrie :

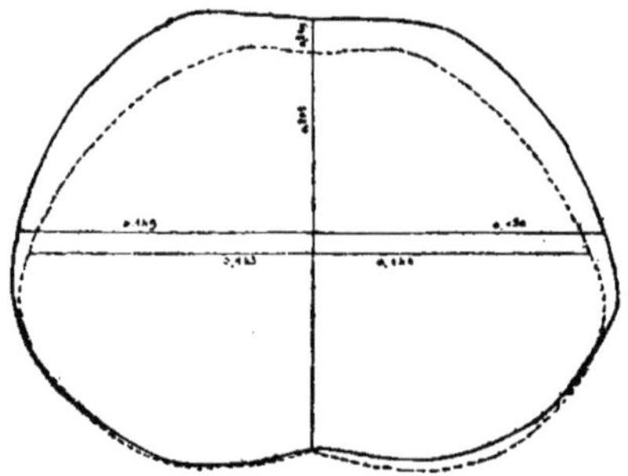

Fig. 23.

En inspiration : Diamètre transverse droit.. 0^m150
   — — gauche 0,149
Soit une différence de 0,001 en faveur du côté droit.
En expiration : Diamètre transverse droit.. 0,141
   — — gauche 0,143
Soit une différence de 0,002 en faveur du côté gauche.
Le diamètre antéro-postérieur mesure :
En expiration........................ 0^m203
En inspiration 0,219

CHAPITRE III

« On galope avec son cœur. »

CIRCULATION

Sommaire : Influence de la bicyclette : accélération des battements du cœur. Inconvénients ; dilatation du cœur : hypertrophie du cœur. — Les morts à bicyclette. — Opinion du professeur Huchard. — Comment doit être conseillé l'usage de la bicyclette aux cardiaques ?

« Le cœur et le poumon, dit M. Lagrange, sont liés l'un à l'autre par une solidarité très étroite, et il est rare que l'un de ces organes éprouve un trouble dans son fonctionnement sans que l'autre n'en subisse aussitôt le contre-coup ». Nous venons de voir combien l'activité pulmonaire est accrue par le cyclisme : il est naturel de prévoir l'action que cet exercice peut avoir sur l'appareil circulatoire. Son influence est en effet capitale, si bien que Lucas-Championnière a pu dire : « Le cœur est l'organe sur lequel l'action de la bicyclette est la plus immédiate. »

Chez tous les sujets, le choc de la pointe du cœur est excessivement énergique, et en même temps cette pointe est abaissée de 1 à 2 centimètres après une course de vitesse.

Un autre effet constaté par tous, est l'accélération des mouvements du cœur. Le pouls accuse facilement 100, 150, 180 pulsations par minute. M. Villaret a même cité le cas d'un vélocipédiste chez lequel il avait pu compter 200 pulsations. même trois heures après la fin d'une course de 50 kilomètres.

Le pouls est, après la course, considérablement accéléré. petit, mou, souvent filiforme.

Aussi existe-t-il une dyspnée spéciale aux coureurs, dont les lèvres et la face sont cyanosées. Il y a pendant la course une telle augmentation de la pression sanguine, que le ventricule gauche auquel incombe le plus grand travail ne peut plus recevoir la quantité de sang qui y afflue.

La dilatation du cœur persiste plusieurs heures, et, si les courses sont trop souvent renouvelées, cette dilatation aiguë peut se transformer en dilatation chronique suivie d'une hypertrophie du ventricule gauche.

Il nous a été permis de constater cette hypertrophie chez plusieurs coureurs d'un âge avancé.

Dans les courses de longue haleine, le pouls s'élève graduellement à l'insu du vélocipédiste; mais au bout d'un certain temps, il se ralentit tout en restant accéléré pendant toute la durée de l'exercice. C'est surtout la vitesse de l'allure qui occasionne cette accélération.

Nous avons nous-même essayé de chercher les conditions nécessaires à la régularité des battements du cœur. Voici 3 observations qui nous permettent de nous rendre compte de la façon rapide et merveilleuse avec laquelle il s'entraine.

Première observation. — A. V..., vingt-trois ans (examiné après une course de 5 kilomètres à une allure de 42 kilomètres à l'heure).

Le 7 juin..	182 pulsations.	Le 25 juin...	142 pulsations.
Le 9 juin..	180 pulsations.	Le 26 juin...	140 pulsations.
Le 14 juin..	164 pulsations.	Le 2 juillet.	142 pulsations.
Le 20 juin..	150 pulsations.		

Soit une diminution de 40 pulsations.

Deuxième observation. — E. L..., dix-huit ans (mieux entrainé que le précédent. — Même distance et même vitesse).

Le 7 juin..	154 pulsations.	Le 20 juin...	138 pulsations.
Le 9 juin..	146 pulsations.	Le 25 juin...	130 pulsations.
Le 14 juin..	140 pulsations.	Le 2 juillet.	128 pulsations.

Soit une diminution de 26 pulsations.

— 55 —

Troisième observation. — Nous avons examiné l'état de notre cœur après un quart d'heure de course (vitesse de 32 kilomètres à l'heure sans aucun entraînement préalable).

Le 7 juin.. 196 pulsations. Le 30 juin... 154 pulsations.
Le 16 juin.. 170 pulsations. Le 6 juillet. 136 pulsations.
Le 23 juin.. 162 pulsations. Le 10 juillet. 134 pulsations.

Soit une diminution de 62 pulsations.

Toutefois, les coureurs véritablement bien entraînés n'offrent jamais un chiffre de pulsations aussi élevé.

Corre, Terront et Stéphane, dont nous rapportons l'observation, offraient un cœur normal, les deux premiers après une course de 1.000 kilomètres, le dernier après une course de 24 heures sur piste.

Voici 2 observations prises par M. Tissié sur deux coureurs américains très connus (31 mai 1896).

Le premier, Macdonald, présentait 112 pulsations (course de 1 kilomètre, à raison de 48 kilomètres à l'heure).

Le deuxième, Johnston, présentait seulement 96 pulsations après la même course, à raison de 52 k. 631 à l'heure, pour les derniers 333 m. 33, franchis en 22" 4/5.

Cet état d'entraînement est vite perdu par le repos.

Outre les effets immédiats que nous venons de signaler, il en est d'autres beaucoup plus sérieux et que nous ne pouvons passer sous silence.

Dans ces derniers temps, on a beaucoup médit de la bicyclette ; outre les cas de dilatation du cœur, pouvant survenir chez les vélocipédistes qui se livrent sans modération à cet exercice, on a signalé des cas de morts subites survenues chez des cardiopathes. Nous objecterons que le rôle de la bicyclette dans ces cas ne peut être que celui d'une cause occasionnelle quelconque. C'est d'ailleurs l'avis de M. Hallopeau. Les cardiaques finissent tous de cette façon, et, comme ils doivent mourir quelque part, on ne saurait vraiment imputer à la bicyclette cet accident qui leur « serait arrivé aussi bien dans leur escalier ou leur fauteuil ».

Chez un individu indemne de toute affection cardiaque, nous pensons que l'usage modéré de la bicyclette est incapable de nuire aux fonctions du cœur. Le cœur n'est réellement forcé que chez les vélocipédistes qui se livrent à de véritables tours de force.

Dans ce cas peuvent naître certaines affections cardiaques, telle est, par exemple, l'insuffisance aortique. (Obs. de M. Launois, Société médicale des Hôpitaux, 1896.)

Le grand inconvénient de la bicyclette est précisément la vitesse que l'on peut atteindre avec facilité. Le cycliste ne sait pas distinguer l'usage de l'abus, et, comme l'a dit le Dr Le Gendre, la tachycardie et les autres affections cardiaques sont pour ainsi dire dissimulées chez l'individu qui s'y livre.

A ce sujet, M. Huchard s'exprime ainsi : « Puisque ce genre de sport peut élever rapidement les pulsations de 100, 150 et même 200 par minute, puisqu'il exagère la pression sanguine, qu'il porte son action sur le cœur droit dont il détermine assez rapidement la dilatation ainsi que celle du ventricule gauche, puisque son abus si facile donne lieu à des accidents de surmenage (fièvre, albuminurie, myocardite), on doit le défendre à presque tous les cardiaques, sans exception, même lorsqu'il s'agit d'une affection latente et bien compensée. La preuve, c'est qu'on a vu des rétrécissements mitraux, latents jusque-là, entrer dans la période de décompensation du jour où les *malades ont fait usage et abus de la bicyclette*. »

Nous souscrivons pleinement à l'opinion de M. Huchard qui, au point de vue de l'absolu, a raison d'interdire l'usage de la bicyclette en tant que provocatrice à l'abus. Cependant, au point de vue clinique et thérapeutique, nous croyons devoir faire nos réserves contre l'ostracisme de ce maître. Certaines affections cardiaques sont traitées aujourd'hui par la gymnastique médicale. Les bénéfices qu'elle donne à l'étranger, et particulièrement en Suède, sont assez grands pour que ce traitement soit pris en sérieuse considération. C'est pour-

quoi, laissant de côté l'inconvénient de l'abus de la bicyclette
par le plaisir qu'elle provoque, nous devons nous demander
si cet instrument peut servir au traitement des maladies
cardiaques, et ici nous devons sérier, d'après la maladie
elle-même, la configuration du terrain sur lequel évolue le
malade et la machine elle-même dans sa fonction sur la machine humaine pathologique.

D'après la maladie elle-même, nous croyons que l'usage de
la bicyclette, posologiquement appliqué, ne peut donner que
de bons résultats dans les affections mitrales et dans quelques cas d'hypertrophie cardiaque au même titre que la
marche. Nous l'interdirons toutefois dans l'insuffisance aortique à cause de la mort subite, toujours imminente dans
cette affection. Il en sera de même pour l'aortite aiguë, pour
l'angine de poitrine à processus coronaire.

Le milieu a aussi une grande importance, selon que le bicycliste évolue sur un terrain plat ou montagneux. Le principe dans le traitement des maladies du cœur par la gymnastique médicale étant de doser le mouvement par rapport
à la résistance du myocarde et à l'intégrité plus ou moins
grande du cœur périphérique, on devra éviter tout essoufflement, toute augmentation du pouls qui dépasserait de 10 à 20
pulsations le nombre des pulsations normales. L'effort à produire pour la montée d'une côte étant plus intense que pour
la progression dans la plaine, le cycliste cardiaque devra mé-
nager son cœur en raison du degré d'inclinaison de la côte
et de sa longueur. Il devra donc descendre et monter les
côtes à pied au moindre indice d'essoufflement. Pour la descente des côtes, l'effort est presque nul, mais le mouvement
des jambes est plus rapide, d'où travail plus grand du cœur.
C'est pourquoi l'usage du frein est indispensable.

La machine elle-même a une grande importance au point
de vue de sa structure. Le cycliste cardiaque devra être assis
comme sur une chaise, la poitrine droite; la respiration en
sera toujours facilitée. La multiplication, devra être basse en
vertu de ce principe. « ce que l'on gagne en force on le perd

en vitesse et *vice versa* ». Cette multiplication qui pourra avoir de 3^m 50 à 4 mètres environ, imposera au cycliste une dépense de forces minima soit en plaine soit en côte.

« Il est encore, dit M. Huchard, toute une classe d'individus auxquels la bicyclette doit être sévèrement interdite, ce sont ceux qui ne parviennent jamais à s'entraîner, tels sont les cas rapportés par le Dr L.-H. Petit. »

C'est d'abord celui d'un vieillard de soixante-huit ans qui, après trois tours de piste sur un vélodrome, s'affaisse sur le sol; puis celui d'un autre homme du même âge qui s'essouffle sur sa machine et qui finit par mourir presque subitement comme le malade précédent.

Et M. Huchard ajoute : « Voilà des accidents qui donnent à réfléchir et quoi qu'on en puisse encore en discuter la fréquence, je ne vois jamais sans effroi des gens de cet âge se livrer imprudemment, comme des jeunes gens qu'ils veulent toujours être, aux exercices vélocipédiques sans frein ni mesure.

En résumé, l'usage de la bicyclette ne nous paraît pas devoir être interdite *ipso facto* dans les affections cardiaques que nous avons précédemment indiquées. Son action puissante sur la respiration et la circulation doit cependant éveiller l'attention des familles à l'égard des enfants, des personnes atteintes d'une tare pathologique et des médecins qui sont appelés à donner leur avis sur les bénéfices ou sur les dangers de ce nouveau mode de locomotion.

CHAPITRE IV

———

« **On résiste avec son estomac.** »

NUTRITION

Sommaire : Énorme perte de poids dans les longs records vélocipédiques. — Observations. — Rapide réparation. — L'alimentation des cyclistes. — L'estomac est le premier organe qui commence à protester dans les courses de fond. — La soif. — Nécessité d'un régime particulier pour l'entraînement à bicyclette.

Les aliments excito-moteurs. — Leurs effets. — La kola. — Observations personnelles.

Urologie. — Albuminurie passagère consécutive aux courses de bicyclettes. — Congestion hépatique. — Observations de M. Gautrelet.

On ne se figure guère, en général, l'énorme déperdition que peut subir un vélocipédiste pendant une longue course à bicyclette. Nous mettons à part les courses de vitesse pure qui n'amènent pas une perte de poids sensible.

Mais dans les courses de fond (24 heures par exemple) cette perte peut atteindre un chiffre très élevé. M. Jiel-Laval nous a dit qu'à la fin de sa course Paris-Brest et retour, il avait maigri de 7 kilos. Dans sa course de 24 heures au Vélodrome du Parc à Bordeaux, le coureur Stéphane pesait au départ 70 kilos; après la course son poids n'était plus que de 63 k.650, soit une différence de 6 k. 350. En 1 heure sur piste, M. Bergonié a noté sur Jiel-Laval une différence de 925 grammes.

Nous avons essayé nous-même de mesurer d'une façon

précise la variation du poids d'un coureur faisant sur piste une distance connue, à une allure connue. Mais nous nous sommes aperçu que ce phénomène était variable suivant les individus, au point que l'on ne peut déduire de loi générale par l'observation de quelques cyclistes. Néanmoins, pour fixer les idées, nous donnons ici le résultat de nos observations. Voici ce que nous avons obtenu pendant 12 jours en faisant 8 kilomètres en 15 minutes, soit une allure de 32 kilomètres à l'heure.

Le 7 juin : Poids 60 k. 270 avant
— 60 k. 090 après

Soit une différence de 180 grammes.

Le 8 juin : Poids 60 k. 285 avant
— 60 k. 110 après

Soit une différence de 175 grammes.

Le 9 juin : Poids 60 k. 180 avant
— 60 k. 030 après

Soit une différence de 150 grammes.

Le 10 juin : Poids 60 k. 220 avant
— 60 kilos après

Soit une différence de 220 grammes.

Le 11 juin : Poids 60 k. 190 avant
— 60 k. 080 après

Soit une différence de 110 grammes.

Le 12 juin : Poids 60 k. 110 avant
— 60 kilos après

Soit une différence de 110 grammes.

Le 13 juin : Poids 60 kilos avant
— 59 k. 840 après

Soit une différence de 160 grammes.

Le 14 juin : Poids 59 k. 910 avant
— 59 k. 760 après

Soit une différence de 150 grammes.

Le 16 juin : Poids 59 k. 950 avant
— 59 k. 845 après

Soit une différence de 105 grammes.

Le 17 juin : Poids 59 k. 890 avant

— 59 k. 775 après

Soit une différence de 115 grammes.

Notons que la réparation se fait vite, puisque le lendemain de la course le poids est quelquefois plus élevé que celui de la veille. Le même fait est à constater sur les courses sur route de plus longue durée. Voici quelques observations prises sur différents coureurs.

Course de 80 kilomètres : A. V... perd 1 k. 200

—   —   —   E. G... perd 1 k. 700

—   —   —   A. L... perd 1 k. 360

—   —   —   M. G... perd 1 k. 750

Course de 60 kilomètres : M. C... perd 1 k. et 1 k. 300

Course à tandem de 40 kilomètres : Nous perdons 1 k. 400, pendant que M. Jiel-Laval ne perd que 900 grammes.

Dès le lendemain ou le surlendemain la réparation est faite.

Ces pertes énormes, en raison du temps relativement très court pendant lequel elles s'effectuent, sont uniquement dues à l'évaporation par les poumons et à la transpiration. Elles sont entièrement formées d'acide carbonique et d'eau.

Nous avons dit que la réparation était rapide. Elle s'explique par le besoin d'une nourriture plus abondante qui se fait vivement sentir au coureur. C'est par la faim que s'annonce au début la fatigue dans les grands records vélocipédiques. L'estomac est le premier organe qui proteste. La « fringale des coureurs » est une chose aujourd'hui bien connue. Cette faim se fait sentir quelquefois plusieurs jours encore après une longue épreuve. Cette sensation va jusqu'à éveiller le bicycliste. Stéphane dit qu'il éprouvait cette même fringale pendant les huit jours qui suivaient une longue épreuve. L'économie, ayant besoin de réparer des pertes énormes, réclame la part de nutrition qui revient à chacune de ses cellules, et cela jusqu'à ce que chacune d'elles soit assouvie.

L'alimentation est donc chez le vélocipédiste un facteur important. Le cheval, a-t-on dit, galope avec sa nourriture de la veille. Il en est de même du vélocipédiste qui est sur le point de faire une course de fond. Il doit donc user de trois séries d'aliments.

1° Des aliments plastiques qui servent à réparer les pertes organiques du muscle lui-même ;

2° Des aliments combustifs qui entretiennent le travail musculaire par leur oxydation qui produit la chaleur ;

3° Enfin des aliments excito-moteurs sur lesquels nous aurons à revenir.

Nous venons de voir à quelle combustion active est soumis l'organisme du cycliste. La ration normale de l'homme adulte, qui est composée par 24 heures de :

Albuminoïdes..................	120 grammes
Hydrocarbonés...............	380 grammes
Graisses....................	90 grammes

devra être augmentée en raison même de l'exercice et des pertes à subir.

Dans sa course de 24 heures, du 24 juin 1893, Stéphane ne but que du lait. Si le lait contient tous les aliments nécessaires à la nutrition normale dans le repos, il est insuffisant à réparer les pertes en albuminoïdes qui sont exagérées dans tout exercice violent et prolongé. Son sucre ne peut remplacer les sucres purs ou les fruits sucrés, tous aliments hydrocarbonés qui entretiennent une haute combustion pendant un long et pénible effort. Dans le cas particulier, les graisses ont fourni une telle oxydation que le coureur a maigri de 6 kilos. C'est pourquoi avant de se livrer à un exercice de fond dans lequel les déperditions sont très grandes, le coureur vélocipédique doit emmagasiner assez de graisses pour pouvoir trouver au moment voulu le carbone nécessaire pour l'effort à produire. Résister avec son estomac, c'est non seulement savoir manger et boire: c'est aussi et surtout savoir emmagasiner des graisses pour entretenir la chaleur, et des aliments protéiques pour la réparation de la

machine humaine elle-même, qui s'use dans ses éléments
plastiques constitutifs. C'est pourquoi, tout coureur de fond
doit être légèrement gras au moment de l'épreuve ; s'il a
suivi un entraînement méthodique, cet entraînement régularise le jeu de sa nutrition générale si bien que les répara-
tions s'équilibrent rapidement avec les pertes. Il faut donc
veiller avec soin à l'alimentation du coureur. C'est grâce à
elle qu'il peut résister à une longue épreuve et augmenter
son allure le cas échéant. Dans les courses de fond sur route
ou sur piste, le coureur s'alimente empiriquement. Il ne
prend que des aliments facilement masticables ; n'ayant pas
de temps à consacrer à son repas, il mange en marchant.
C'est pourquoi on lui sert du bouillon concentré, de la viande
crue hachée, des œufs crus et frais, peu ou point de lait ;
sous un petit volume, le coureur prend une nourriture pro-
téique substantielle rapidement assimilable. Mais il mange
surtout beaucoup de fruits très sucrés, tels que raisins de
Corinthe secs, ou des raisins de chasselas, des pêches, des
fraises, des cerises, etc..., du sucre pur ou dilué dans une
solution. Mosso recommande une solution concentrée à
60 0/0. Quelques coureurs se trouvent bien aussi, pendant la
course, de limonade ou d'eau citronnée ; l'acide paraît agir
sur les mucosités stomacales provoquées par un travail plus
grand des glandes à mucus.

Un des dangers de l'entraînement intensif au point de vue
de la nutrition est le besoin immodéré de boire pour réparer
les pertes dues à la sueur. Le sang, ayant besoin de remplacer le sérum qu'il a éliminé, sollicite ce besoin immodéré. Si
le coureur ne s'observe pas, s'il ne sait résister à la tenta-
tion, il boit beaucoup, et plus il boit plus il a besoin de boire.
Il inonde son estomac. Si le fait se répète souvent, les fonctions physiologiques et mécaniques stomacales sont modi-
fiées au détriment de la santé générale. Les cas de gastralgie,
d'irritation ou d'atonie stomacale ne sont pas rares chez les
vélocipédistes qui ne savent pas réagir. Chez ceux, surtout,
qui respirent par la bouche, la voûte palatine étant irritée

par le passage de l'air, le coureur trouve du bien-être à la baigner par le liquide frais, d'où provocation nouvelle à boire.

Mais il est une classe d'aliments dont on use d'une façon particulière en vélocipédie et dont nous devons parler : ce sont les aliments *dits d'épargne* ou aliments excito-moteurs. Ils agissent sur la nutrition par l'intermédiaire du système nerveux. Il ne serait pas inutile de se demander pourquoi ils ont été qualifiés d'aliments d'épargne, puisqu'avec leur emploi les graisses de l'organisme sont brûlées, les protéiques sont usés et que, nous le verrons tout à l'heure, le potentiel nerveux est amoindri ; en réalité, la fatigue constitutionnelle existe. Il n'y a qu'une *illusion sensorielle* provoquée par une excitation nerveuse plus grande. C'est pourquoi les excito-moteurs ne doivent être appliqués qu'avec beaucoup de circonspection dans l'entraînement physique. Nous verrons plus loin, dans l'observation d'un record de vingt-quatre heures, la façon dont ils agissent. Leur emploi répété semble atténuer leur effet. « Notre vie sociale est transformée, dit M. Tissié ; les victimes affaiblies qui s'adressent aux excito-moteurs font des emprunts usuraires à leur économie. Mauvaise spéculation que celle d'une maison de banque peu solide qui emprunte sur des rentes hypothétiques : la faillite la guette. »

Les courses à bicyclette fournissent d'excellentes conditions pour expérimenter les effets comparatifs des produits qui relèvent l'énergie. Au nombre des aliments excito-moteurs, il faut citer en première ligne la noix de kola. M. le Dr P. Carles, professeur agrégé de la Faculté de médecine, ayant mis à notre disposition différentes préparations spéciales qu'il avait faites à l'intention des vélocipédistes, nous les avons toutes expérimentées. Nous avons surtout expérimenté deux d'entre elles : la « kola concentrée » et l' « élixir de kola ». Leur composition ne diffère guère que par la présence d'un peu de sucre. L'une et l'autre sont liquides, à base de liqueur faiblement alcoolique. Chacune contient les produits solubles d'un égal poids de kola.

Disons d'abord, qu'au point de vue de la tolérance de la kola, il est à peu près impossible d'émettre des règles précises, vu que les sujets sont d'une sensibilité très variable. Voici toutefois le résumé de nos expériences :

On a reproché à la kola de provoquer souvent l'intolérance stomacale. Nous possédons l'observation de M. P. V..., étudiant en pharmacie, fervent de la pédale, qui, pendant la course de Lunéville à Strasbourg, fut pris de tels vomissements, qu'il dut à plusieurs reprises descendre de machine.

Ainsi qu'il le relate lui-même dans sa brochure, M. Jiel-Laval éprouva ce phénomène dans sa course Paris-Brest et retour. Cependant, dans une course que nous avons faite à tandem avec M. Jiel Laval, elle fut très bien supportée. Dans une course qu'il a faite seul ultérieurement, la tolérance de la kola a encore été complète et ses effets ont été très nets.

Nous avons constaté la même tolérance et les mêmes effets généraux sur tous ceux de nos amis qui ont voulu se prêter à nos recherches, ainsi que chez tous les sujets qui ont absorbé ces préparations de kola sous nos yeux.

La kola amène donc un relèvement de l'énergie. Le fait général ne nous a offert qu'une seule exception.

On a reproché aussi à la kola de supprimer l'appétit; à notre avis, il n'en est rien. Nous avons pu constater maintes fois le fait suivant : Dans les courses de 60 kilomètres faites le matin, l'appétit, beaucoup moins accentué au déjeuner de midi qu'il ne l'était d'ordinaire après le parcours d'une telle distance, se faisait vivement sentir avant le repas du soir. La kola apaise donc la faim mais ne tient pas lieu d'aliment. La preuve en est dans le besoin de réparation qu'accuse l'économie après que l'action de la kola sur les centres nerveux a cessé. Nous ne sommes pas, du reste, le premier à émettre de pareilles conclusions.

La fatigue ou, plus exactement, la *sensation de fatigue*, est considérablement amoindrie, non seulement immédiatement après l'exercice mais encore longtemps après. Pendant nos vacances, nous avons pu effectuer en un jour, sans aucune fatigue *consciente*, et sans entraînement pour ainsi dire, un parcours de 152 kilomètres, ce qui, croyons-nous, aurait amené chez nous, sans l'emploi de la kola, une sensation bien nette de profonde lassitude.

M. Tissié nous communique oralement une observation personnelle : Ayant fait une ascension en montagne pendant laquelle il avait mangé une noix et demie de kola fraîche, il se sentit progressivement devenir plus léger. L'ascension lui fut facile, il n'eut pas la sensation de fatigue, mais par contre, le bien-être qu'il ressentit, bien-être provoqué d'après lui par l'exercice et par la kola, devint si grand qu'il se transforma en douleur par intensité de vie. Il eut une obnubilation de l'ouïe ; les sons arrivaient ouatés à son oreille, le cœur battait vivement et fortement. Il sentait dans tous ses muscles passer comme des vibrations très rapides d'un trembleur de Ruhmkorff. Cet état dura près de trois heures.

Cette « kola concentrée » régularise les battements du cœur. Témoin les observations typiques que nous choisissons parmi le nombre de celles que nous possédons.

Le 17 septembre, après 1 k. (vitesse 38 k. à l'heure) sans kola   160 puls.
     —   après 1 k. (même vitesse mais après absorption de kola) .... 128 —
Le 18 septembre, après 1 k. (vitesse 35 k. à l'heure) .... 152 —
     —   après 1 k. (même vit. et absorption de kola) 122 —
Le 26 juillet, après 8 k. (vitesse 30 k. à l'heure) .... 166 —
Le 27 juillet, après 8 k. (même vitesse et kola) .... 110 —

La dynamométrie nous a permis de noter un fait très curieux et qui, croyons-nous, n'a pas été signalé jusqu'à ce jour.

Les observations que nous relatons dans un chapitre précédent (Musculation) semblent nous démontrer qu'à la suite de courses variant entre 20 et 60 kilomètres, sans prise de kola, la force musculaire des bras et des muscles lombaires aug-

mente sensiblement au lieu de diminuer, comme il nous
était permis de le penser.

Avec l'emploi de la kola, chose bizarre mais réelle cependant, la force musculaire des bras et des lombesétait au contraire diminuée et cela d'une façon très notable.

Comment expliquer le fait ? Il semble que lorsque la kola
a déterminé l'excitation générale de toute l'énergie musculaire, les cellules que la volonté met en jeu soutirent aux
autres une bonne part de leur énergie propre ; si bien que,
dans la vélocipédie par exemple, il se produit dans l'afflux
nerveux une sélection au profit des jambes et que, à l'arrivée,
les bras sont moins puissants que si on n'avait pas usé de
kola. Il serait assurément intéressant de faire l'épreuve contraire, c'est-à-dire de faire des haltères, de puiser de l'eau
avec et sans kola et de voir si à la suite cet excito-moteur
n'a pas produit une sélection des forces au profit des bras.

Analyses d'urines. — Les analyses que nous donnons ici
ont été pour la plupart faites dans le laboratoire du Dr Carles
et par ses soins. Elles sont en trop petit nombre pour qu'elles
nous permettent de formuler des conclusions nettes. De
telles expériences sont difficiles à mener parce qu'elles réclament de la part du sujet une mise en observation constante,
tant au point de vue de la quantité et de la qualité des aliments qu'il prend (solides, liquides, excito-moteurs), du travail musculaire et cérébral qu'il fournit et de son degré
d'émotivité.

D'ailleurs, comme nous l'avait déjà dit notre maître M. le
professeur agrégé Pachon, il est presque impossible de
soumettre un sujet à un régime particulier pendant le temps
nécessaire à ces sortes d'expériences.

Les urines émises par le coureur Stéphane après sa course
de 24 heures (24 juin 1893) ont été analysées par M. le professeur agrégé Denigès [1]. Nous reproduisons ici une partie de
cette analyse (proportions par 24 heures).

(1) Tissié, Observation physiologique concernant un record vélocipédi-
que(*Archives de physiologie.*, n° 4. 1894).

	JOUR DE LA COURSE	LENDEMAIN DE LA COURSE
Volume..............	1 lit. 500	1 lit. 250
Densité..............	1,023	1,032
Couleur	Jaune franc	Jaune foncé
Résidu à 100°........	72 gr. 30	107 gr. 50
(corrigé de la perte en urée)		
Acidité (en HCL).......	6 gr. 60	4 gr. 56
Urée................	31 gr. 50	58 gr. 50
Acide urique.........	0 gr. 65	1 gr.
Azote total...........	17 gr. 07	31 gr. 85
Acide phosphorique total	3 gr. 64	7 gr.
Sulfates (SO⁴ K²)......	6 gr. 15	7 gr. 12
Chlorures............	13 gr. 50	3 gr. 12

Examen microscopique.— Pas de sédiments en dehors des déchets. Epithéliums normaux pour le jour et le lendemain de la course.

« On remarque, dit M. Denigès, que les principes azotés et phosphorés on été éliminés en proportion environ deux fois plus considérable le lendemain que le jour de la course.

» Une très grande différence se rencontre dans l'élimination des chlorures qui sont de 13 gr. 50 en 24 heures le jour de la course, et qui tombent le lendemain à 3 gr. 12. »

On voit donc l'influence que l'exercice musculaire peut avoir sur la production des principes azotés et phosphorés.

Rien d'anormal dans l'économie le jour de la course, mais les transformations se sont opérées dans les 24 heures qui l'ont suivie. Les chlorures diminuent tandis que les phosphates et les principes azotés sont doublés.

Dans les observations que nous plaçons à la fin de ce chapitre, l'urée subit des modifications variables; elle est tantôt augmentée le lendemain, tantôt le jour de la course.

Albuminurie. — On a souvent observé après des courses de bicyclette une certaine quantité d'albumine dans les urines (0 gr. 50 par litre). Von Leube a constaté le même fait chez des soldats après des marches forcées ; Senator, Kolb ont signalé des phénomènes identiques chez des canotiers. Enfin Müller a examiné 12 sujets *bien portants* de 19 à 32 ans (4 faisant de la bicyclette une fois par semaine).

Examinées avant la course, les urines des 8 entraîneurs ne présentaient pas d'albumine. Après la course il y avait une quantité d'albumine très considérable chez tous, sauf un seul, qui n'en présentait qu'une petite quantité.

Muller considère cette albuminurie *comme physiologique* parce qu'elle n'a pas de durée.

Nous avons cherché en vain des traces d'albumine dans les urines que nous avons soumises à l'analyse, il ne nous a jamais été permis d'en constater quelques traces. même après des courses d'une certaine importance (152 kilomètres en un jour).

Congestion hépatique. — Un des inconvénients «spéciaux» de la bicyclette (abus) est d'après les données biologico-chimiques la congestion hépatique (troubles de la fonction hépatique par stase locale ou viscérale). C'est un inconvénient que l'urologie seule pourrait déceler, que seule la chimie pouvait indiquer.

Voici les exemples probants cités à l'appui par Gautrelet (*Revue des maladies de la nutrition*).

M. L. P.... quarante ans. (1° Analyse d'urine en temps physiologique sans exercice récent de vélocipédie).

       Urobiline.......................... 0 gr. 10

2° (Analyse après 85 kilomètres sur piste. Train : 26 kilomètres à l'heure.)

       Urobiline .... 0 gr. 56

On le voit. l'urobiline a augmenté de 16 grammes.

Conclusion : Les bicyclistes entraînés offrent d'une façon constante un excès d'urobiline dans leurs urines.

M. G...., vingt-huit ans (sans exercice récent de bicyclette.)

       Urobiline .... 0 gr. 91

Autre analyse (mêmes conditions).

       Urobiline .... 0 gr. 81

(Analyse après 75 kil. 500 sur piste en bicyclette. Train : 20 kilo-mètres.)

       Urobiline .... 0 gr. 74

M. L. D..., trente-six ans. Analyse d'urine. Travail et *exercice réguliers*.

       Urobiline .... 0 gr. 18

(Analyse après 164 kilomètres sur route au vent debout très violent. en 14 heures, n'ayant amené qu'une perte de poids de 600 grammes.)

       Urobiline .... 0 gr. 42

Conclusion : Les bicyclistes « entraînés » présentent une diminution de l'urobiline quand l'exercice fait par eux est relativement faible.

M. M..., trente-cinq ans. (Analyse le lendemain d'un trajet à bicyclette de 180 kilomètres.)

       Urobiline .... 1 gr. 63

(Analyse après 8 jours de traitement à Vichy.)

       Urobiline .... 0 gr. 77

(Analyse après 20 jours de séjour à Vichy.)

       Urobiline .... 0 gr. 3 ;

D'où diminution de 1 gr. 27.

Analyse après un voyage de 3 jours en bicyclette (consécutif à l'ana-lyse précédente.)

       Urobiline .... 0 gr. 80

Conclusion : Les bicyclistes « entraînés » donnent une nouvelle exa-gération de leur urobiline quand leur exercice vélocipédique dépasse une certaine limite.

OBSERVATION

Il n'a jamais été trouvé de glucose ni d'albumine dans les urines.

M. C..., chimiste, course de 35 kilomètres (vitesse : 28 kilomètres à l'heure.)

I. Analyse des urines émises le jour de la course (dosage par 24 heu-res).

Volume............	2^l200	Acide urique	0^g77
Densité	1,014	Phosphates.........	2^g244
Acidité	3,15	Chlorures	27^g984
Urée	22^g		

II. Analyse d'urines (lendemain) :

Volume............	1^l400	Phosphates.........	2^g63
Densité	1,024	Chlorures	25^g97
Acidité	2,234	Acide urique	1^g19
Urée	24^g50		

III. Analyse d'urine (course de 33 kilomètres ; allure : 28 kilomètres à l'heure).

Volume............	2^l100	Acide urique	0^g94
Densité	1,017	Acide phosphorique..	2^g66
Acidité	3,62	Chlorures	27^g90
Urée	23^g10		

IV. Analyse d'urine (lendemain).

Volume............	2^l500	Acide urique	0^g80
Densité	1,014	Acide phosphorique..	2^g56
Acidité	3,55	Chlorures	28^g
Urée	20^g		

V. Analyse d'urine (surlendemain).

Volume............	2^l400	Acide urique........	0^g84
Acidité	3,408	Chlorures	28^g08
Urée	22^g80	Acide phosphorique..	2^g16

E. G..., 23 ans.

I. Analyse d'urines en temps ordinaire.

Volume............	1^l400	Urée	20^g
Densité	1,016	Chlorures	9^g60
Acidité	1,63	Phosphates.........	1^g65

II. Analyse d'urine (course de 35 kilomètres).

Volume............ 1ˡ300   Urée 29ᵍ
Densité .... 1.016   Chlorures 9ᵍ86
Acidité 2,56   Phosphates......... 1ᵍ55

III. Analyse d'urine (lendemain).

Volume............ 0ˡ690   Acidité 3ᵍ85
Densité 1,030   Chlorures 8ᵍ70
Urée .... 19ᵍ30   Phosphates......... 2ᵍ31

IV. Analyse d'urine (surlendemain).

Volume............ 1ˡ400   Acidité 3ᵍ10
Densité 1,022   Chlorures 8ᵍ75
Urée .... 20ᵍ   Phosphates......... 2ᵍ10

E. G.... vingt-trois ans. régime régulier.

I. Analyse d'urines (sans exercice de vélocipédie).

Volume .... 1ˡ040   Phosphates......... 2ᵍ20
Densité 1,020   Acide urique........ 0ᵍ68
Acidité........... 2.72   Chlorures 11ᵍ60
Urée 26ᵍ

II. Analyse d'urines (lendemain, mêmes conditions).

Volume............ 1ˡ090   Acide urique........ 0ᵍ68
Densité .... 1.026   Phosphates......... 2ᵍ18
Urée .... 26ᵍ   Chlorures 11ᵍ50
Acidité 2ᵍ85

III. Analyse d'urine (surlendemain, mêmes conditions).

Volume............ 1ˡ025   Acide urique....... 0ᵍ62
Densité 1,029   Acide phosphorique.. 1ᵍ83
Acidité........... 2ᵍ40   Chlorures 11ᵍ50
Urée 28ᵍ

IV. Analyse d'urines (mêmes conditions).

Volume...............	1ʟ250	Acide urique	0ᵍ70
Densité	1.026	Acide phosphorique ..	2ᵍ16
Acidité..............	2,08	Chlorures	13ᵍ30
Urée	26ᵍ		

V. Analyse d'urines (course de 60 kilomètres).

Urine claire, couleur jaune foncé, odeur normale.

Volume............	0ʟ650	Acide urique.........	0ᵍ42
Densité	1,031	Phosphates.........	0ᵍ74
Acidité.............	3.61	Chlorures	6ᵍ19
Urée	16ᵍ		

VI. Analyse d'urines (lendemain).

Volume	1ʟ265	Acide urique........	0ᵍ85
Densité	1,024	Acide phosphorique...	3ᵍ25
Acidité.............	4.44	Chlorures	6ᵍ96
Urée	30ᵍ		

VII. Analyse d'urines (surlendemain).

Volume............. ..	1ʟ370	Urée	27ᵍ
Densité	1,026	Phosphates.........	2ᵍ95
Acidité.............	4	Chlorures	12ᵍ76

VIII. Analyse d'urines (sans exercice vélocipédique).

Volume.............	1ʟ460	Chlorures	8ᵍ90
Densité	1.022	Phosphates.........	2ᵍ25
Acidité.............	2,80	Acide urique........	0ᵍ80
Urée	28ᵍ		

IX. Analyse d'urines (course de 100 kilomètres).

Volume............	0ʟ820	Chlorures	8ᵍ40
Densité	1.032	Phosphates.........	2ᵍ55
Acidité.............	2.55	Acide urique........	0ᵍ86
Urée	26ᵍ		

Les analyses qui suivent ont été faites par notre ami
M. Massiou, pharmacien de la marine.

H. L..., vingt-quatre ans. A fait autrefois de nombreuses courses
vélocipédiques. Depuis quatre ans, ne monte que très rarement à
bicyclette.

I. Analyse d'urine (aucun exercice à bicyclette).

Volume	2¹280	Chlorures	13ᵍ45
Densité	1,020	Phosphates	3ᵍ90
Acidité	2,63	Acide urique	· 0ᵍ68
Urée	29ᵍ		

II. Analyse d'urine (lendemain mêmes conditions).

Volume	2¹020	Chlorures	12ᵍ95
Densité	1,022	Phosphates	3ᵍ82
Acidité	2,92	Acide urique	0ᵍ68
Urée	27ᵍ		

III. Analyse d'urine (course de 100 kilomètres sur route. Vitesse :
28 kilomètres à l'heure).

Volume	1¹280	Chlorures	14ᵍ20
Densité	1,027	Phosphates	3ᵍ98
Acidité	6,20	Acide urique	0ᵍ81
Urée	39ᵍ25		

F. L..., dix-huit ans. Monte à bicyclette depuis six ans.

I. Analyse d'urine (état habituel sans exercice vélocipédique).

Volume	1¹570	Acide urique	0,72
Densité	1,019	Phosphates	3ᵍ26
Acidité	3,25	Chlorures	12ᵍ25
Urée	23ᵍ		

II. Analyse (course de 152 kilomètres sur route. Vitesse : 25 kilomètres à l'heure).

Volume............	0ˡ720	Acide urique	0ᵉ81
Densité	1,027	Phosphates........	3ᵉ32
Acidité...........	7,25	Chlorures	7ᵉ40
Urée	30ᵉ		

III. Analyse (lendemain).

Volume............	1ˡ220	Acide urique	0ᵉ87
Densité	1,010	Phosphates........	4ᵉ21
Acidité	4,32	Chlorures	8ᵉ60
Urée.............	35ᵉ		

CHAPITRE V

« On arrive avec son cerveau. »

Psychologie.

Sommaire : Intérêt de la question. — Identité des troubles psychiques observés chez les grands coureurs professionnels et des phénomènes psychopathologiques des débiles nerveux (fatigués).

L'étude et la détermination des phénomènes psychiques que provoquent chez l'individu l'usage et souvent l'abus de la bicyclette constituent un problème intéressant. Il est toutefois d'une complexité plus grande qu'il ne paraît tout d'abord. L'observation des coureurs professionnels vient de jeter un jour tout nouveau sur la psychologie de la fatigue. Depuis la communication faite par M. Tissié au Congrès de l'Association française pour l'Avancement des Sciences (Caen 1894), on sait que l'entraînement intensif poussé jusqu'aux dernières limites de la fatigue provoque expérimentalement chez les athlètes les mêmes troubles psychiques qu'on retrouve à l'état pathologique dans la folie, l'hystérie, la neurasthénie, la dégénérescence, l'instabilité mentale. C'est pour cette raison qu'il nous a paru utile d'envisager ici cette question souvent négligée en matière d'éducation physique.

§ I. **Le muscle et le cerveau.**

Sommaire : La première leçon de bicyclette. — Coordination des mouvements. — Influence du rythme sur la production des mouvements inconscients.

En général, on ne se pénètre pas suffisamment de l'étroite solidarité qui unit entre eux les muscles et le cerveau. Et cependant, au cours de l'exercice, la fibre musculaire ne manifeste pas une seule fois son activité sans que cette activité se transmette immédiatement à la cellule cérébrale. Une observation importante de Luys démontre d'une façon bien nette que le fonctionnement de cet organe est intimement associé à celui des muscles. « J'ai pu constater, dit-il, que chez les amputés d'ancienne date, chez des sujets qui depuis longtemps avaient été privés d'un membre supérieur par exemple à la suite de la désarticulation de l'épaule, il y avait, dans certaines régions du cerveau demeurées depuis longtemps silencieuses, des atrophies concomitantes et nettement localisées de la substance grise. J'ai pu m'assurer en outre que les régions atrophiées du cerveau ne sont pas les mêmes lorsqu'il s'agit d'une amputation de la jambe ou d'une amputation du membre supérieur ». Le cerveau travaille donc quand travaillent les muscles. Tout mouvement volontaire doit par cela même provoquer une double dépense de force, d'abord celle que nécessite le travail du muscle, puis celle que nécessite le travail du cerveau.

Quand on cherche à exécuter pour la première fois un mouvement inconnu, il semble d'abord que les muscles qui obéissent avec tant de docilité pour les actes habituels de la vie soient devenus rétifs aux ordres de la volonté. C'est bien là le phénomène qui se produit chez l'individu qui essaie pour la première fois ce nouveau mode de locomotion qu'est la bicyclette. Au bout d'un temps plus ou moins long, variable suivant les sujets, il arrive enfin à se maintenir en selle. Après avoir tâté l'effet d'un certain nombre de muscles, la volonté est parvenue peu à peu à grouper dans le mouvement très complexe qui nous occupe tous ceux qui étaient réellement nécessaires à produire l'effet cherché.

Ce n'est pas tout que de savoir maintenir l'équilibre de la machine et d'actionner les pédales. Il faut maintenant faire un choix des muscles qui doivent agir et déterminer exactement l'intensité de leur contraction. Tous les débutants ont une certaine idée de l'énorme dépense de forces qu'ils déploient dès qu'il s'agit de gravir la moindre pente. C'est qu'il faut distribuer à chaque membre la quantité d'influx nerveux nécessaire pour obtenir une série de contractions ni trop fortes ni trop faibles, et ce n'est pas au début chose bien facile que celle de donner à chaque groupe musculaire des différents segments du corps (adducteurs, abducteurs, extenseurs, fléchisseurs, rotateurs, etc.) la part exacte qui revient à chacun de ces groupes. Leur multiplicité est un obstacle à ce travail de coordination.

Il y a là trois facultés en présence : la sensibilité qui indique l'intensité du travail musculaire, le jugement qui nous indique l'effet probable et enfin la volonté qui provoque le mouvement et en détermine l'exécution.

C'est donc à un travail minimum que le cycliste doit viser. Et quand il a acquis un peu d'habitude, c'est par un emploi plus intelligent des muscles qu'il sait faire rendre beaucoup avec une dépense de force relativement très petite. Le vélocipédiste entraîné excelle à supprimer toute contraction musculaire qui ne concourt pas directement à l'exécution des mouvements, et, d'autre part, les centres nerveux font un effort moins grand pour coordonner les mouvements mieux connus. Le fait d'actionner les pédales et de maintenir en même temps la direction de la machine qui, au début, nécessitait l'intervention continuelle de la sensibilité du jugement et de la volonté s'exécute plus tard sans le secours de ces trois facultés. Ne comparons pas les effets d'un exercice que l'on apprend à celui que l'on sait. L'effort musculaire ne correspond plus à l'effort cérébral qui était aussi grand que celui qui était nécessaire auparavant.

§ II. **Automatisme.**

SOMMAIRE : L'automatisme dans les courses à bicyclette. — Le coup de pédale des « entraînés ». — Économie d'influx nerveux volontaire. — Le rôle de l'entraîneur est de transformer le coureur en automate. — L'entraînement est une suggestion à l'état de veille. — Observations d'un record vélocipédique de 24 heures (course de Stéphane). — Observation personnelle.

Nous voici amené naturellement à parler de la différence qui sépare à ce sujet le vélocipédiste entraîné du vélocipédiste qui débute. Si chez le second le cerveau et les facultés psychiques jouent un rôle important, il n'en est pas de même chez le premier. Le travail musculaire qu'il fournit arrive à s'exécuter au contraire à l'insu du cerveau et sans l'intervention de la volonté.

Rien n'est plus favorable à cet état d'automatisme que la succession régulière et rythmée des mouvements des jambes qui tantôt s'abaissent, tantôt s'élèvent pour suivre le mouvement de rotation de la pédale. Il se produit là une série de mouvements réflexes dont le point de départ se trouve dans la sensation qui accompagne l'appui et le lever du pied. Le cerveau ne prête pas son appui, ne commande pas. Il n'intervient en aucune façon. Seule la moelle épinière préside à ce travail.

« Chez les entraînés, écrit M. de Fleury, le coup de pédale n'est plus un mouvement volontaire : c'est une série de mouvements réflexes que la moelle suffit à diriger et à coordonner. Quand par l'habitude on est arrivé à substituer le réflexe au mouvement voulu, la moelle épinière au cerveau, le fait de pédaler ne s'accompagne à peu près pas de fatigue. La fatigue n'apparaît que quand il y a intervention de la volonté, autrement dit des grandes cellules de l'écorce, et la volonté n'intervient que pour modifier la vitesse ou monter une pente. »

Cependant, la répétition prolongée d'un mouvement automatique produit à la longue une décharge des centres nerveux

d'où fatigue. Cet état d'inconscience dans la progression à bicyclette qui permet au moi psychique de se reposer est
pour le cycliste une économie d'influx nerveux. Non seulement il existe en dehors des coureurs, mais ces derniers le
provoquent, le recherchent afin de donner dans l'effort à produire les meilleurs résultats. « Le coureur le mieux entraîné
est celui qui sait se créer le plus de réflexes, et pour cela
l'auto-suggestion est nécessaire. Il faut pour gagner avoir le
but fixe devant les yeux. Ce sont les recommandations du
vélocipédiste bien connu Duncan qui arriva souvent premier. « Un bon coureur, dit-il, doit rester de dix à quinze
longueurs en arrière du premier, et, lorsqu'il se sent
bien prêt, se lancer tout d'un coup à une grande vitesse
de façon à surprendre l'adversaire et à prendre une grande
avance avant qu'il ait eu le temps de revenir de sa surprise et
de se mettre en vitesse. Il faut dans l'emballage final ne regarder, ne voir qu'une chose, le poteau. »

Et le même auteur recommande d'éviter tout travail cérébral sous quelque forme que ce soit. « Avant de nous lancer
sur la piste, nos entraineurs causaient avec nous de choses
et d'autres pour ne pas permettre à notre esprit de se laisser
absorber dans la préoccupation de la course à laquelle
nous allions prendre part. »

M. Tissié cite l'exemple d'un coureur qui arrivait toujours
premier dans une course égale pour tous, parce qu'il s'ima-
ginait être le plus fort, mais qui était toujours battu dans un
handicap parce qu'il partait avec cette idée préconçue qu'il
ne gagnerait pas assez de terrain. Le coureur Zimmerman
disait : « La course est toujours gagnée dans le dernier quart
de mille et non dans les autres », et il avait raison.

« L'entraînement, dit M. Tissié, n'est qu'une suggestion
donnée à l'état de veille. Toute la tactique de l'entraineur
tend à transformer le sujet en automate... Toute sa science
consiste à savoir tâter son sujet, à le reconnaitre et à appli-
quer la suggestion selon le moment et le milieu en prenant
par devers lui son effort cérébral, tout jugement et toute dé-

cision selon l'état psychique de l'entraîné, son état somatique
mis à part cela va sans dire. Il existe une certaine analogie
entre l'automatisme d'un entraîné et celui d'un hypnotique
L'état psychique d'un coureur se rapproche beaucoup de
l'état de subconscience hypnotique si favorable à l'acceptation des suggestions, surtout pendant un effort très prolongé. Il serait intéressant de rechercher bien exactement
quelle est l'influence des mouvements rythmés de la bicyclette sur les hystériques hypnotisables. Cet état provient de
la fatigue nerveuse qui agit sur un des premiers facteurs de
la personnalité, la mémoire. »

Le graphique que nous reproduisons à la fin de ce travail
a été dressé, il y a quatre ans par M. Tissié, d'après la course
de 24 heures faite à Bordeaux par le coureur Stéphane. L'observation que nous remet l'auteur est d'un intérêt assez
grand pour que nous la reproduisions tout entière.

Observation (D^r Ph. Tissié).

Analyse psycho-physiologique d'un record vélocipédique de 24 heures sur piste.

Le premier coup d'œil d'ensemble jeté sur ce graphique nous fait voir
qu'il est divisé en 6 périodes différentes dans l'allure de la marche qui se
révèle par les diverses courbes du graphique.

1° La première période va du 1er au 69e kilomètre.

2° La seconde période s'étend du 69e au 200e kilomètre.

3° La troisième période s'étend du 200e au 320e kilomètre.

4° La quatrième période part du 320e et finit au 455e kilomètre.

5° La cinquième période s'étend du 445e au 566e kilomètre.

6° La sixième et dernière période va du 566e kilomètre jusqu'à la fin
de la course, c'est-à-dire jusqu'au 620e kilomètre.

Nous allons analyser chacune de ces périodes.

Première période. (Du 1er au 69e kilomètre. 1re et 2e heure).

Première heure. Soir, 7 heures. Parcours, 33 k. 409. Vitesse à l'heure : 33 k. 107.

Le tracé de ces deux premières heures est très intéressant à observer. Il est fait de lignes ascensionnelles formant pointes d'aiguilles. Ces pointes accusant des augmentations régulières et comme rythmées de la vitesse. Le premier kilomètre a été parcouru à raison de 34 k. 651 à l'heure, le deuxième à une vitesse de 25 k. 352, le troisième à une vitesse de 24 k. 489, le quatrième à raison de 26 k. 684, soit une différence entre le premier et le quatrième de 10 k. 967. Au cinquième kilomètre, l'allure est remontée à 33 k. 333, mais aussitôt elle redescend au sixième à 22 k. 363 ; au septième à 23 k. 225, au huitième à 24 k. 161, au neuvième à 24 k. 827 ; au dixième à 23 k. 529. Mais elle remonte au onzième à 32 k. 142 pour retomber immédiatement au douzième à 24 k. 161. Ainsi, pendant la première heure la vitesse augmente alternativement tous les deux ou quatre kilomètres. La moyenne de la marche, à part ces poussées de vitesse, varie entre 25 k. 714 et 22 k. 789 à l'heure, soit une différence dans la moyenne de 2 k. 925. Quant aux poussées de vitesse elles varient entre 34 k. 951 et 32 k. 442, soit une différence de 2 k. 809.

Deuxième heure. Soir, 8 heures. Parcours, 68 k. 281. Vitesse : 34 k. 872.

Dans la seconde heure, la vitesse augmente en même temps que le tracé des oscillations se resserre. Nous voyons, en effet, que la vitesse augmente régulièrement et par poussées tous les un ou deux kilomètres. La moyenne de la vitesse varie entre 26 k. 086 et 24 k 324 soit une différence de 1 k. 762 dans les basses allures. Dans les hautes allures, la vitesse atteint son maximum au 44ᵉ kilomètre, qui est franchi à raison de 36 k. 363 à l'heure. C'est la vitesse la plus élevée de toute la course. La différence avec l'allure la moins rapide dans l'altitude des sommets, allure qui est de 33 k. 333 au 34ᵉ kilomètre, est de 3 k. 030. La régularité avec laquelle monte la vitesse dans ces deux premières heures indique qu'une volonté a présidé à cette marche à grandes oscillations.

Stéphane étant entraîné par des équipes d'entraîneurs se relayant régulièrement de kilomètre en kilomètre, il semble que toutes les grandes poussées de vitesse doivent être dues à un commandement supérieur du chef entraîneur de toutes les équipes ou à une même équipe entraînant toujours le coureur à une même allure. Or, le chef entraîneur n'avait donné aucun ordre pour faire augmenter l'allure tous les deux ou quatre kilomètres la première heure ou tous les un ou deux kilomètres la seconde heure. Quant à l'équipe de vitesse, elle n'existait pas, puisque grâce aux feuilles de contrôle établies kilomètre par kilomètre, et sur lesquelles j'ai dressé le présent graphique, j'ai pu constater que le nom des entraîneurs variait avec chaque pointe en vitesse. Donc, ces augmentations d'allures si régulières ne sont dues ni au chef entraîneur ni aux entraîneurs. Reste donc l'entraîné. Et ici, nous touchons à un phénomène psychologique très intéressant, à savoir que, pendant les deux premières heures, c'est le coureur qui, bien que placé derrière ses entraîneurs les a entraînés sans que ceux-ci se soient doutés de l'action qu'ils subissaient de la part de Stéphane et sans que lui-même ait eu conscience de son acte. Pendant ces deux premières heures, Stéphane s'est dédoublé *inconsciemment*.

En effet, à la fin de la course il accusait spécialement une équipe de lui avoir « cassé les jambes » dans les deux premières heures en lui faisant fournir une vitesse trop grande.

Deuxième Période. (3e, 4e, 5e, 6e heure). Du 69e au 200e kilomètre *Troisième heure*. Parcours 90 k. 468. Vitesse à l'heure 33 k. 185.

Dès le 69e kilomètre la régularité du graphique est rompue et nous assistons, après une chute de six kilomètres, où la vitesse passe de 35 k. 294 à 22 k. 640, à une augmentation d'allure qui va se maintenir assez régulièrement jusqu'au 200e kilomètre, variant entre 33 k. 027 et 27 k. 067, soit une différence de 5 k. 960.

Notons en passant les chutes de vitesse entre le 78e et le 80e kilomètre, entre le 83e et le 85e, entre le 88e et le 90e qui donnent à la physionomie du graphique l'équivalent inverse du graphique précédent, les pointes sont dirigées en bas au lieu d'être dirigées en haut.

La première nourriture est prise par Stéphane au 103e kilomètre où le coureur boit un verre de lait, et aussitôt l'allure qui était de 26 k. 666 s'élève tout-à-coup au 104e kilomètre à 36 k. 836, soit une différence de 10 k. 170. Fait intéressant à noter, la vitesse était graduellement descendue à partir du 93e kilomètre, c'est-à-dire pendant

40 kilomètres, ce qui prouve que la fatigue, avant de devenir consciente pour provoquer le besoin de nourriture, s'était accusée musculairement 10 kilomètres avant par un ralentissement dans l'allure.

Quatrième heure (10 h. soir). Parcours : 129 k. 518. Vitesse à l'heure : 30 k. 050.

Dans la quatrième heure l'allure est régulière sauf une grande oscillation entre le 104e et le 105e kilomètre où elle passe de 36 k. 836 à l'heure à 19 k. 780 pour remonter à 32 k. 727. A noter une petite chute dans la vitesse au 118e kilomètre, c'est-à-dire 4 kilomètres avant de prendre le deuxième verre de lait qui est bu au 122e kilomètre.

Cinquième heure (soir 11 heures). Parcours 159 k. 180. Vitesse à l'heure : 29 k. 682.

La cinquième heure est moins régulière que la précédente. La fatigue de nutrition paraît s'accentuer davantage que dans la troisième heure. C'est ainsi que la vitesse diminue à partir du 136e jusqu'au 144e kilomètre où il prend le troisième verre de lait, c'est-à-dire pendant 8 kilomètres. Elle passe de 32 k. 727 à 25 k. 352 soit une différence de 7 k. 475, avant de prendre la nourriture. La fatigue s'est révélée musculairement 8 kilomètres avant de devenir consciente pour faire sentir au coureur le besoin de réparation.

Sixième heure (soir, minuit). Parcours 190 k. 513. Vitesse à l'heure : 31 k. 363.

La courbe du graphique est plus régulière à la sixième heure. Elle se tient toujours en hauteur. Au 162e kilomètre l'allure descend légèrement pendant 2 kilomètres au bout desquels Stéphane prend le quatrième verre de lait (164e kilomètre).

Troisième période (7e, 8e, 9e, 10e heure). — *Septième heure* (matin : 1 heure). — Parcours : 219 kil. 553. Vitesse à l'heure : 29 kil. 010.

Dans cette heure, la courbe du graphique est irrégulière. Stéphane, ayant voulu battre le record de 200 kilomètres, a maintenu jusqu'au 200e kilomètre une vitesse en hauteur. C'est ainsi qu'il franchit le 200e kilomètre à raison de 35 kilomètres à l'heure ; mais aussitôt il tombe à 21 kil. 657 au 202e kilomètre. A ce moment il boit son cinquième verre

de lait. A part les poussées en vitesse du 194e, 196e et 200e kilomètre.
la vitesse tend à se maintenir dans la moyenne de celle de la sixième
heure. Cependant à partir du 191e kilomètre, elle baisse jusqu'au 202e,
moment où la nourriture est prise. Aussitôt qu'il a eu bu son verre
de lait, et pendant 2 kilomètres, la vitesse monte pour redescendre aussitôt pendant 8 kilomètres, remonter pendant 5 kilomètres (212e au
217e kilomètre), où elle descend pendant 5 kilomètres (217e au 222e kilomètre, sauf au 219e où elle s'élève un peu, descente qui accuse une
sixième fois la fatigue et le besoin de réparation au 222e kilomètre
par la prise d'un verre de thé au lait.

Huitième heure (matin : 2 heures). — Parcours : 245 kil. 550. Vitesse à l'heure : 25 kil. 997.

Stéphane, fatigué, marche à une allure moindre. La vitesse se maintient entre 28 kil. 810 et 23 kil. 841. Elle est assez régulière du 222e kilomètre au 235e ; là elle descend pendant 2 kilomètres, au bout desquels Stéphane prend le premier verre de menthe à l'eau (237e kilomètre). Immédiatement et sous l'influence de l'excito-moteur (de la
menthe) la vitesse augmente pendant 8 kilomètres, passant de 25 kil. 352
à 29 kil. 508, avec un plateau de 4 kilomètres et une ligne ascensionnelle de 3 kilomètres ; mais la fatigue le reprend et aussitôt l'allure diminue pendant 4 kilomètres (du 215e au 249e kilomètre), si bien qu'au
249e le coureur boit le second verre de thé au lait.

Neuvième heure (matin : 3 heures). — Parcours : 272 kil. 120. Vitesse à l'heure : 26 kil. 570.

Le tracé de cette heure est moins régulier que celui de l'heure précédente. A partir du 249e kilomètre, bien que la vitesse décroisse pendant
1 kilomètre, elle remonte vivement pendant 6 kilomètres, passant de
23 kil. 841 à 31 kil. 024 pour retomber au 258e kilomètre à 25 kil. 352,
s'élever pendant 6 kilomètres et arriver ainsi à 28 kil. 800, redescendre
pendant 2 kilomètres au bout desquels Stéphane boit le sixième verre de
lait (266e kilomètre). L'allure descend pendant 1 kilomètre, se maintenant pendant un autre kilomètre. Au 268e kilomètre, Stéphane s'arrête
2' 30". Il urine. Il repart à une vitesse de 25 kil. 174 pour atteindre
celle de 30 kilomètres sur une ascension régulière de la courbe pendant
6 kilomètres jusqu'au 274e kilomètre.

Dixième heure (matin : 4 heures). — Parcours : 301 kil. 330. Vitesse à l'heure : 29 kil. 210.

La dixième heure est celle de tout le graphique où la marche a été la plus régulière. Elle se maintient entre 30 kil. 508 et 27 kil. 037. Au 297e kilomètre, la vitesse décroît jusqu'au 308e kilomètre, où Stéphane boit son septième verre de lait. Ici la fatigue musculaire s'est accusée 11 kilomètres avant la conscience du besoin de nourriture.

Quatrième période (11e, 12e, 13e, 14e heure). *Onzième heure* (matin : 5 heures). Parcours : 329 k. 478. Vitesse à l'heure : 28 k. 148.

Le tracé de la onzième heure est moins régulier que celui de la précédente ; mais la vitesse diminue, sauf une poussée de 3 kilomètres. C'est ainsi qu'elle passe, du 302e kilomètre au 331e, de 29 k. 632 à 24 kilomètres, sauf la poussée de 32 k. 142 au 320e kilomètre. A partir de là, la vitesse diminue pendant 3 kilomètres. Stéphane prend alors son deuxième verre de menthe à l'eau. Une petite ascension d'un kilomètre (321e) semble révéler l'effet de l'excito-moteur qui est infiniment moindre que pour la première prise du verre de menthe à l'eau au 237e kilomètre. La fatigue s'accentuant toujours, l'allure diminue pendant 7 kilomètres, jusqu'au 331e, où Stéphane prend son troisième verre de thé au lait.

Douzième heure (matin : 6 h.). Parcours : 357 k. 100. Vitesse à l'heure : 27 k. 622.

A partir de la douzième heure, l'entraîneur Jiel-Laval prend le coureur au moment où celui-ci, fatigué, a vu sa vitesse décroître du 320e kilomètre au 331e, c'est-à-dire pendant 11 kilomètres, malgré un verre de menthe à l'eau. Sous l'influence de l'entraîneur Jiel-Laval, que facilite probablement l'action du troisième verre de thé au lait, la vitesse croît pendant 2 kilomètres. Elle passe de 23 k. 363 à 26 k. 865 ; mais aussitôt elle redescend progressivement à 24 k. 161 pendant 8 kilomètres pour remonter progressivement encore de 24 k. 161 à 31 k. 858, sur un espace de 17 kilomètres (341e à 358e). Le tracé de cette courbe est intéressant à analyser. Jiel-Laval, bien que placé devant Stéphane, a subi la volonté de ce coureur, en diminuant sa vitesse également à celle de Stéphane (233e à 241e kilomètre). Mais arrivé à ce point, il s'aperçoit par le tableau de marche que sa vitesse diminue et progressivement il se ressaisit et force ainsi Stéphane à le suivre. Il l'abandonne au 358e kilomètre, c'est-à-dire au commencement de la treizième heure et aussitôt la vitesse du coureur tombe tout-à-coup de 31 k. 858 à 23 k. 684. et cela dans l'espace de 6 kilomètres.

Treizième heure (matin : 7 heures). Parcours : 382 k. 821. Vitesse à l'heure : 25 k. 721.

Arrivé au 365e kilomètre, Stéphane s'arrête pendant 1'53'' pour changer de machine. Sous l'influence de ce petit repos. l'allure remonte légèrement pendant 4 kilomètres ; elle redescend de nouveau pendant 3 kilomètres, remonte à peine au kilomètre suivant. où le coureur prend un premier verre de lait avec des jaunes d'œufs (373e kilomètre). La vitesse s'accroît et passe de 26 k. 279 à 29 k. 268 et se maintient ainsi pendant 5 kilomètres (384e kilomètre) ; 4 kilomètres plus loin (388e). après une légère chute de vitesse sauf une poussée au 387e. il prend un premier verre de limonade. Nous empiétons ici dans la quatorzième heure.

Quatorzième heure (matin : 8 heures). Parcours 412 k. 913. Vitesse à l'heure : 30 k. 092.

Le graphique de cette heure est très intéressant à observer. Après la chute de la vitesse et la prise de la limonade et coïncidant avec cette même prise, nous voyons l'entraîneur Jiel-Laval reprendre sa position devant Stéphane. Averti par l'expérience de la douzième heure. Laval se tient sur ses gardes. C'est pourquoi la courbe du graphique est régulière ; elle présente une ascension constante de 6 kilomètres (388e à 394e) et un plateau en dôme du 394e au 405e. soit un parcours de 11 kilomètres. La vitesse initiale quand Laval a pris Stéphane était de 25 k. 714 ; elle est montée régulièrement à 17 k. 67. à 28 k. 346. à 30 k.. à 31 k. 304, à 31 k. 578. à 31 k. 858. à 32 k. 432. à 32 k. 727 et à 33 k. 027 (405e kilomètre). A ce moment-là Jiel-Laval quitte le coureur et aussitôt la vitesse diminue et passe sur un trajet de 11 kilomètres de 33.027 à 24,657. Notons en passant que le deuxième verre de limonade est pris au 408e kilomètre ; que sous l'influence de ce liquide. la vitesse monte légèrement pendant 1 kilomètre, se maintient en plateau pendant un autre kilomètre et redescend. ainsi que nous l'avons dit. jusqu'au 416e kilomètre. où l'allure descend à 24 k. 489. A ce moment Stéphane prend le premier verre à madère de *rhum*.

Cinquième période (15e, 16e, 17e. 18e. 19e. 20e, 21e heure). *Quin-zième heure* (matin : 9 heures). Parcours : 441 k. 250. Vitesse à l'heure : 28 k . 337.

La courbe de ce tracé est en dôme comme celle de l'heure précédente, où Jiel-Laval a entraîné le coureur. Mais la ligne ascensionnelle de la vitesse, au lieu d'être régulière comme dans le tracé précédent, est hachée sur un trajet de 8 kilomètres. Les oscillations négatives se manifestent au 421e et au 424e kilomètre. La vitesse passe de 24 k. 489 à 30 k. 769. Elle se maintient ainsi en plateau pendant 7 kilomètres, du 425e au 432e ; puis l'allure diminue et passe de 30 k. 769 à 24 k. 657 (441e). Au 440e kilomètre. Stéphane boit un premier verre de lait dans lequel on lui a versé un verre à liqueur de rhum. Jusqu'à ce moment et pendant 8 kilomètres la fatigue s'est accusée musculairement par un ralentissement dans l'allure avant de devenir consciente au coureur pour le besoin de réparation.

Seizième heure (matin : 10 heures). Parcours : 465 k. 398. Vitesse à l'heure : 24 k. 148.

Sous l'influence de cette seconde prise d'alcool, la vitesse augmente subitement sur un parcours de 4 kilomètres sans à-coup, passant de 24 k. 657 à 30 k. 252 (441e-445e). Le plateau n'est que de 2 kilomètres (445e-447e) et la chute semblable à l'ascension se fait tout-à-coup sur un parcours de 7 kilomètres (447e-454e) avec un léger ressaut de 2 kilomètres au 451e kilomètre. A ce point la vitesse est tombée de 30 kilomètres à 21 k. 818. soit une différence de 8 k. 182. Au 454e kilomètre, le graphique représente une petite courbe ascensionnelle avec plateau et chute, courbe qui accuse une légère augmentation de la vitesse sous l'influence psychique du chant des entraîneurs. Le coureur arrive ainsi au 464e kilomètre où il prend un 3e verre de menthe à l'eau, et immédiatement sous l'influence de cet excito-moteur la vitesse monte rapidement sur 2 kilomètres (464e-466e). passant du 21 k. 818 à 26 k. 086 pour retomber tout-à-coup à 22 k. 085 sur un trajet de 4 kilomètres (466e à 470e).

Dix-septième heure (matin : 11 heures). Parcours : 487 k. 177. Vitesse à l'heure : 21 k. 779.

La vitesse diminue constamment depuis le 447e kilomètre, point culminant du premier verre de lait au rhum. au 507e kilomètre où le coureur se repose pour la quatrième fois. La fatigue se révèle par là chute graduelle de la courbe graphique pendant la 17e heure dans laquelle au 476e kilomètre, le coureur boit le 8e verre de lait et mange une pêche au 482e kilomètre. Il s'arrête une troisième fois au 488e kilomètre pendant 50" pour uriner. Dans cette heure l'allure est tombée de 26 k. 086 à 21 k. 176.

Dix-huitième heure (Midi). Parcours : 506 k. 245. Vitesse à l'heure : 19 k. 068.

Dans cette heure la vitesse passe de 21 k. 176 à 14 k. 457, soit une différence de 6 k. 719. La chute est surtout sensible à partir du 499e kilomètre. Au 505e kilomètre, quatrième arrêt de 3'50" pendant lequel le coureur se fait frictionner; il repart avec une vitesse de 18 k. 947, tombe à une vitesse de 15 k. 720 et arrive finalement à celle de 14 k. 457 sur un trajet de 2 kilomètres, soit une différence de 4 k. 490 (507e).

Dix-neuvième heure (soir : 1 heure). Parcours : 522 k. 095. Vitesse à l'heure : 15 k. 850.

Sous l'influence de cet arrêt et de la friction, qui lui a donné une force nouvelle, le coureur, partant du 507e kilomètre avec une allure de 14 k. 457, atteint en 5 kilomètres (512e kilomètre) celle de 18 k. 367. Au 512e kilomètre, cinquième arrêt de 10'53". Nouvelle friction. Aussitôt après le départ, diminution de la vitesse sur un trajet d'un kilomètre, passant de 18 k. 367 à 16 k. 834, puis, tout-à-coup, ascension brusque et passant de 16 k. 834 à 25 k. 714, retombe immédiatement à 18 k. 947, remonte à 22 k. 960, retombe en cascade, sur un trajet de 5 kilomètres. à 19 k. 148 (516e-522e).

Vingtième heure (soir : 2 heures). Parcours : 541 k. 459. Vitesse à l'heure : 19 k. 364.

Après la chute de l'heure précédente, le graphique prend une allure régulière qui varie entre 20 kilomètres et 18 k. 750. Rien à noter pour cette heure-là.

Vingt et unième heure (soir : 3 heures). Parcours : 562 k. 185. Vitesse à l'heure : 20 k. 726.

L'allure, dans cette heure, varie entre 20 k. 930 et 19 k. 047. L'allure commence à devenir moins régulière au 551e kilomètre.

Sixième période (22e, 23e et 24e heure). *Vingt-deuxième heure* (soir : 4 heures). Parcours : 575 k. 240. Vitesse à l'heure : 13 k. 055.

Cette heure est remarquable par les grandes oscillations dans la vitesse. A partir du 561e kilomètre. la vitesse descend et passe en 3 kilomètres de 20 k. 930 à 18 k. 848. Elle se maintient pendant 2 kilomètres à cette allure (18 k. 848-19 k. 148) qui est atteinte au 566e kilomètre; à ce moment-là. le coureur descend de machine pour son sixième arrêt qui est de 21'30" pendant lesquelles il se fait masser. Aussitôt qu'il est remonté en machine. sa vitesse, en 3 kilomètres. passe de 19 k. 148 à celle de 30 k. 769 avec une légère oscillation entre le 566e et le 568e kilomètre. Arrivé au 571e kilomètre, à la vitesse de 30 k. 769, l'allure tombe aussitôt pendant 3 kilomètres à une vitesse de 22 k. 500. Il arrive ainsi à la 23e heure.

Vingt-troisième heure (soir : 5 heures). Parcours : 596 k. 871. Vitesse : 21 k. 631.

Le tracé de cette heure, à part les 4 premiers kilomètres. est très régulier. L'allure varie entre 21 k. 818 et 20 k. 931. Elle est supérieure aux allures précédentes; elle est supérieure à celle de la 17e heure et elle se rapproche d'une partie de la 18e heure. Cette régularité dans la marche de la 23e heure est due au repos de 21'30", repos qui a été suivi d'une ascension violente et brusque de la courbe avec une chute moins rapide qui parait indiquer de la part du coureur un coup de volonté sur 4 kilomètres (571e) au bout desquels. la fatigue survenant, l'allure a progressivement diminué pendant 9 kilomètres (580e). C'est à ce moment-là seulement que son allure a été régulière (580e-596e) sur un trajet de 16 kilomètres.

Vingt-quatrième heure (Soir. 6 heures). Parcours : 620 k. 303. Vitesse : 23 k. 432.

Au 597e kilomètre. la vitesse diminuant, les entraîneurs chantent. en entourant le coureur, et aussitôt, sous l'influence psychique du chant, la vitesse passe. en 2 kilomètres, de 20 k. 571 à 25 k. 714. Mais, aussitôt. elle retombe tout-à-coup. pendant 3 kilomètres, de 25 k. 714 à 20 k. 809. L'effet psychique du chant des entraîneurs n'a donc porté que sur 2 kilomètres. La suite de la courbe, qui est très régulière. indique que. pendant 7 kilomètres. la vitesse s'est maintenue entre 20 k. 930 et 20 k. 571. Une légère accélération de la vitesse a lieu au 609e (609e-610e) kilomètre. avec une chute de vitesse sur 3 kilomètres, passant de 21 k. 686 à 20 k. 809 (610-613e kilomètre). A ce moment, la vitesse s'élève tout-à-coup de 20 k. 809 à 24 k. 161 sur un kilomètre. Au 614e kilomètre. Stéphane boit un verre de champagne, et immédiatement la courbe monte en 1 kilomètre de 24 k. 161 à 29 k. 632 ; elle continue à monter pendant 5 kilomètres pour passer à une allure terminale de 31 k. 031. qui est atteinte au 620e kilomètre. après une course de 24 heures.

En résumé ce graphique nous indique que Stéphane a fourni une course très irrégulière à partir du 200e kilomètre. Les deux premières heures. à grandes oscillations régulières. sont très intéressantes à étudier au point de vue psychique de la course. Dès que le record des 200 kilomètres a été battu. record vers lequel tendait tout l'effort de Stéphane. la ligne brisée du tracé indique, de la part de ce coureur. une non possession de lui-même. tant au point de vue psychique qu'au point de vue somatique. Nous savions que Stéphane était entré ce jour-là en course sans grand enthousiasme. Il ne s'est nourri que de lait. Je renvoie, pour l'analyse des urines. pour leur toxicologie. pour l'influence des aliments et des excito-moteurs sur la nutrition du coureur. à l'observation que j'ai publiée dans les *Archives de physiologie* (octobre 1893). Notons l'influence très caractéristique des excito-moteurs (alcool. rhum) sur l'allure de la course. Il semble que. par la répétition. l'effet de l'alcool ait perdu de sa puissance dans la seconde prise. Il suffit, pour cela, de comparer les tracés de la 15e et de la 16e heure. En réalité, cet excito-moteur, qui a agi pendant 1 heure 1/2 environ sur le coureur. a abattu tout-à-coup ses forces à partir du 447e kilomètre. où la vitesse est progressivement descendue jusqu'au 505e kilomètre, malgré une légère élévation due aux chants des entraîneurs et à une prise de menthe à l'eau, ainsi que l'indique la ligne pointillée qui, partant du sommet de la courbe au 495e kilomètre et passant par les points inférieurs des vitesses. arrive en escalier d'abord et en chute ensuite au 505e kilomètre. La fatigue paraît se révéler musculairement plusieurs kilomètres avant de devenir consciente au coureur et lui faire demander de la nourriture. L'entraîneur Jiel-Laval a été inconsciemment entraîné pendant quelques kilomètres à la 12e heure. C'est pourquoi, ayant été averti. son entraînement de la 14e heure est plus régulier que celui de la 12e. La 23e heure offre un tracé très régulier, qui est dû au repos de 21' 30". pris à la 22e heure. A cette heure là. la ligne ascensionnelle brusque de la courbe indique la non-possession de soi-même du coureur. Enfin, la prise de champagne lui permet de terminer à une vive allure; mais tout fait prévoir que cette vitesse serait retombée bien plus bas si la course avait duré quelques kilomètres de plus.

Nous avons nous-même, d'après les feuilles de chronométrage, construit un graphique analogue à celui de M. le Dr Tissié pour la course de 24 heures sur piste qui eut lieu à Paris au mois d'août dernier. Chose assez curieuse, nous avons pu constater le même fait que dans la course de Stéphane. Durant les premiers kilomètres, il existe une différence d'allure considérable dans des temps très rapprochés. Le graphique a un aspect de dents de scie identique à celui qui est à la fin de ce travail.

De tout ce qui précède, nous pouvons conclure que toute course avec entraîneurs ne doit mettre en action qu'un seul individu à deux corps; l'entraîneur identifie le cerveau, l'entraîné la moelle épinière.

Dans la course Bordeaux-Paris (1897) le vélocipédiste qui arriva le premier fut celui qui avait demandé non plus à un homme ou à une équipe d'hommes, mais à une machine automobile le soin de l'entraîner. Pour notre part, nous avions pratiqué à peu près tous les modes d'entraînement en usage, lorsque notre curiosité fut éveillée par l'immense avantage de l'entraînement par automobile. Il est de beaucoup supérieur aux autres parce que, disons-le tout de suite, c'est celui qui favorise le plus l'état de subconscience dont nous venons de parler. Voici l'exposé des notes que nous recueillîmes le soir même d'une course de 100 kilomètres entre tricycles et voitures automobiles, le 24 octobre dernier.

Observation (Personnelle).

Départ de Bordeaux vers neuf heures du matin. Je suivis tout d'abord un tricycle à pétrole pendant une vingtaine de kilomètres. Je suivais avec facilité malgré l'allure assez vive (28 kilomètres à l'heure) et le temps assez long depuis lequel je n'étais pas monté en machine. Un fait me frappa tout d'abord, et cela au début de la course. Placé à 1 mètre environ derrière le tricycle, je pédalais inconsciemment avec vigueur sans nul doute, mais sans aucune sensation de fatigue, lorsque le cycliste placé devant devant moi fit mouvoir ses jambes pour actionner le moteur ; la vitesse fut accrue ; surpris, je perdis du terrain et pour le rejoindre je dus faire un effort assez considérable.

Je ferai remarquer que ce n'est pas l'accroissement de la vitesse qui me faisait perdre une telle distance et provoquait chez moi l'intervention de la volonté. Et la preuve, nous le verrons plus loin, c'est que je pouvais marcher facilement beaucoup plus vite. Mais il se passait en moi le phénomène suivant : tant que le cycliste placé devant moi était immobile sur la selle, j'avais l'illusion, au bout de quelques minutes de marche, que nos deux machines dépendaient du même moteur et que par suite il ne pouvait pas se faire que l'une ne marchât à une allure différente de l'autre. Les yeux fixés sur les roues placées devant moi, je marchais sans avoir conscience de la vitesse et de la nature du terrain. Venait-il à actionner les pédales ? Brusquement j'étais rappelé à la réalité et j'avais à ce moment, *mais à ce moment seulement*, pleinement conscience que nous montions deux machines différentes.

Durant les 30 kilomètres suivants, je fus entraîné par M. Jiel-Laval, monté sur une bicyclette. Je ressentis bientôt les premiers effets de la fatigue ; assez causeur d'ordinaire, je gardai jusqu'à la fin de la course un mutisme presque complet. Et cependant la marche fut aussi régulière que possible, mais bien moins rapide. Disons, en passant, que la différence de multiplication de deux machines provoque chez l'entraîné une sensation de fatigue, parce que les mouvements des jambes ne se font pas en même temps chez les deux vélocipédistes.

Au retour, je me plaçai derrière une voiture automobile qui partit à une grande vitesse (38 kilomètres à l'heure environ). Je ressentis bientôt les mêmes effets que ceux que j'avais éprouvés le matin. Oubliant ma bicyclette je pédalais inconsciemment, automatiquement, grâce à l'allure régulière qui me permettait de conserver la distance qui me séparait de la voiture. Il me semblait être sur un siège du véhicule, en face des personnes qui le montaient, et je finis ma course sans aucune trace de fatigue.

Pendant le trajet il y avait de nombreux accidents de terrain. C'est à peine si j'en ai soupçonné l'existence. Chaque fois que j'ai pu me rendre compte du fait, c'est que par hasard je détournais la tête et que j'apercevais le talus incliné de la route; à ce moment, je sentais que je perdais du terrain et, pour maintenir ma distance, je devais faire effort. Je reprenais alors mon attitude précédente et, bientôt je retombais dans l'état de subconscience dont j'ai déjà parlé.

Voici, croyons-nous, l'explication de ce maximum de travail donné avec un minimum d'efforts : Nous mettons d'abord en fait que la suppression de la résistance du vent n'est pas une raison suffisante puisqu'on peut identifier à ce point de vue le tricycle mû par le pétrole et la bicyclette mue par un homme. Cependant, la fatigue est bien différente dans les deux cas.

La vraie raison, c'est qu'il se passe d'abord un fait analogue à cet autre connu de tous : les pentes, on le sait, sont plus faciles à monter la nuit que le jour, parce que le jugement sur la longueur et l'inclinaison de la route est totalement supprimé. Il y a là une grande économie d'influx nerveux et c'est cette économie d'attention, de jugement, de sensibilité, d'émotivité qui se passait dans notre cas. D'autre part, l'uniformité du mouvement de l'automobile, la régularité du rythme que j'étais, pour ce même motif, obligé d'adopter, favorisait au plus haut point l'établissement de cet état d'automatisme et de suggestion auquel j'étais amené.

Cette observation tend à prouver le bien fondé de cette théorie émise par M. Tissié, à savoir que l'entraînement intensif à bicyclette rapproche le coureur de l'hystérique en état hypnotique. Celui-ci accomplit automatiquement et par imitation les mouvements qu'il voit exécuter devant lui pendant son sommeil qui découronne, comme la fatigue intensive, les centres psycho-moteurs (volonté, jugement)... Cependant, cet état de subconscience n'est pas pur ; car l'attention pour l'imitation du mouvement à exécuter détourne pour sa formation une partie du courant de l'influx nerveux qui se rend au muscle, d'où ralentissement de la vitesse et fatigue.

Et la preuve, c'est que même en suivant subconsciemment l'automobile, s'il nous arrivait de regarder le talus de la route et par conséquent de quitter des yeux les personnes qui montaient la voiture, nous éprouvions une fatigue appréciable. Ajoutons aussi que le bruit de l'automobile entrait pour une bonne part dans la création de notre automatisme, que nous attribuons aussi à l'excitation de notre ouïe, et ici encore notre observation vient corroborer les expériences faites par M. Tissié sur un hystérique endormi par excitation mutuelle et parallèle de deux sens.

Le sujet Albert étant endormi hypnotiquement, son odorat est pour ainsi dire aboli. Le tact ayant été excité légèrement, celui-ci se plaignit aussitôt d'être exposé à un vent très violent (M. Tissié éventait la tête d'Albert) et, du même coup, la sensibilité de son odorat fut accrue. Il en était de même pour les autres organes des sens.

§ III. Le plaisir à bicyclette.

Sommaire : Le plaisir à bicyclette. — Ses raisons physiologiques. — Opinions de MM. Just-Championnière, Du Pasquier, Tissié. — Son origine complexe.

L'état d'automatisme ne coïncide pas avec la satisfaction que l'on éprouve ordinairement dans la promenade à bicyclette. Il y a là un plaisir particulier dont l'origine a donné lieu à diverses interprétations. Le goût que le bicycliste éprouve à pédaler a une raison physiologique que nous allons essayer de déterminer.

Nous mettons à part les raisons secondaires d'ordre banal telles que la joie d'avoir parcouru une longue distance ou celle d'avoir dépassé un compagnon de route. Est-ce le plaisir de la difficulté vaincue, de la difficulté qu'il y a à trouver son équilibre sur l'instrument ? Pour M. Just-Championnière l'équilibre de la bicyclette est toujours instable et c'est dans cette sensation heureuse et constante de l'équilibre acquis, assuré, qu'il place « l'origine inexpliquée de la satisfaction intime de tout cycliste qui surprend et étonne sans cesse les non-initiés ».

Selon Du Pasquier, la raison du plaisir réside uniquement dans ce fait que l'individu est en mouvement. Or le mouvement change les conditions de notre organisme ; et le plaisir est encore accru par la conscience très nette qu'a le cycliste de se sentir maître de son effort, seule cause de la rapidité de sa course, avec une dépense de forces relativement faible. Voici la raison physiologique à laquelle personne n'échappe. C'est qu'en effet le mouvement dynamogénise notre individu ; il accroit la valeur d'un excitant. On sait que la rotation d'un disque coloré se traduit au dynamomètre par une augmentation de la force en rapport avec la rapidité du mouvement. On sait aussi que la direction du mouvement est un élément dont il faut tenir compte ; le mouvement de gauche à droite est plus tonique que celui de droite à gauche. Probablement la progression produit le même effet. « A cette sensation de plaisir, dit Du Pasquier, vient encore se joindre celle de l'activité qui, par elle-même, est un stimulant. Maître de son effort, placé haut sur sa machine, filant les chemins aplanis, l'air frais lui fouettant le visage, le bicycliste roule ainsi pendant des heures entières, pensant ou ne pensant à rien, regardant ou ne regardant rien jusqu'au but qu'il s'est proposé d'atteindre, soutenu par les sensations excitantes. grisé par le plaisir et cet état du système nerveux ; cette euphorie s'accompagne d'un air de satisfaction et de contentement très marqué chez quelques individus. En un mot, l'exaltation de toutes les fonctions (sensibilité, force musculaire, circulation) est l'effet immédiat produit par le mouvement ; elle aboutit à une certaine excitation de l'activité psychique. Ce sont toutes ces conditions nouvelles qui, réalisées dans un individu à bicyclette, provoquent la sensation de bien-être et de plaisir. »

D'après M. le Dr Tissié « le plaisir de la bicyclette provient des nombreuses associations d'idées correspondant aux diverses attitudes provoquées par la recherche de l'équilibre. Chaque groupe musculaire passant rapidement d'une attitude à l'autre, évoque ainsi inconsciemment une série de représentations psychiques aussi fugaces que le mouvement lui-même, d'où échanges plus nombreux, vitalité psychique plus grande, bien-être et par conséquent plaisir. »

Dans une communication orale qu'il nous a faite, M. Tissié fait aussi entrer en ligne de compte la vitalité cellulaire plus grande, ce qui constitue pour lui un double état d'euphorie d'origine nutritive et d'origine psychique par la multiplicité des associations d'idées.

Sur ce point notre avis personnel diffère. Nous convenons qu'aux mouvements et aux attitudes correspondent des associations d'idées. Mais les attitudes ne sont si variées qu'au moment de l'éducation. Plus tard, la sensation d'équilibre disparaît en partie, et par suite ne demande pas un grand nombre d'attitudes différentes. Et comment expliquer l'ennui si profond qu'éprouvent les coureurs dans les courses de fond ? Pour notre part, nous croyons que l'origine de ce plaisir est complexe et qu'il faut concilier toutes les opinions.

Il y a ensuite le plaisir de la vitesse. L'enfant, dès qu'il est né, manifeste le désir d'être entraîné dans l'espace. L'homme adulte se blase un peu sur ce plaisir ; il continue néanmoins à l'apprécier quand il peut intervenir activement dans la production de ce mouvement. En bicyclette le corps est à la fois moteur et mobile, d'où la grande satisfaction qu'elle procure. Joignons à cela l'augmentation d'absorption d'oxygène, le plaisir de l'équilibre facilement maintenu, la succession d'images qui défilent devant les yeux, la sensation de puissance et de force et enfin l'activité qui par elle-même est un stimulant, et nous aurons peut-être montré les origines réelles mais multiples de ce plaisir tout particulier que connaissent seuls les fervents de la bicyclette.

§ IV. **La Fatigue**.

Mais toutes les excitations agréables n'ont cette influence qu'à la condition de ne pas agir trop longtemps; si elles agissent immodérément, de même que tout travail exagéré elles aboutissent vite à la dépression générale des forces, à la fatigue.

Il s'agit de bien s'entendre sur ce mot. Il ne faut pas confondre l'impotence fonctionnelle d'un muscle résultant de la trop grande accumulation des déchets avec la fatigue que nous étudions ici, c'est-à-dire avec la fatigue nerveuse. L'impotence provient d'une modification anatomique ou chimique. La fatigue est l'abaissement du taux du potentiel nerveux. Elle est, comme le disait Mosso, « le résultat de la décharge des centres cérébro-spinaux des terminaisons musculaires et périphériques. »

Ce mode de conception de la fatigue nous permettra de ne pas insister trop longtemps pour faire comprendre combien doit être néfaste à l'intelligence la pratique immodérée de la vélocipédie. Le cerveau est le foyer de production de cet agent vital inconnu dans sa nature, qu'on appelle l'influx nerveux. Or, cet influx nerveux se dépense pour actionner les muscles. Les forces dépensées par le travail intellectuel étant de même nature que celles qu'exige un travail musculaire, il est facile de voir que celles qu'utiliseront les courses à bicyclette seront frustrées pour l'étude. La mémoire est une des premières fonctions qui ait à se ressentir de la fatigue nerveuse. « La lassitude musculaire, dit le professeur Dupuy, produit chez moi une sorte d'affaissement intellectuel; la mémoire des mots est paresseuse, la conception moins nette et tout exercice de la parole me devient alors d'une véritable difficulté. Il y a lieu de rapprocher ce cas de celui que rapporte M. le Dr Tissié. Une mère, répondant à l'enquête qu'il avait ouverte à ce sujet, lui disait que son enfant, âgé de dix ans, amateur passionné de la bicyclette, faisait très bien ses devoirs quand les routes étaient bonnes et très mal quand elles étaient détrempées. « Le travail intellectuel, ajoute M. Tissié, est en raison directe de la force musculaire dépensée. Une petite fatigue le facilite, une plus grande l'atténue. »

Avec le même auteur, nous admettrons trois degrés dans la fatigue :

1º La petite fatigue ou lassitude qui tonifie et qu'on doit rechercher;

2º La fatigue qui excite, irrite et énerve.

3º La fatigue qui abat et qui dissocie le moi en provoquant des phénomènes somatiques et psychiques.

Ce sont ces phénomènes souvent atteints dans l'usage immodéré de la bicyclette, dont nous allons nous occuper.

L'expérience célèbre de Mosso sur la circulation cérébrale, est une des plus convaincantes pour connaître le lien indissoluble qui unit entre eux les phénomènes psychiques et les fonctions matérielles de l'organisme. Les hémisphères cérébraux sont si sensibles à toutes les causes qui ralentissent leur nutrition qu'en diminuant même pendant quelques secondes la quantité du sang qui afflue au cerveau, la conscience s'évanouit immédiatement (compression des carotides par exemple). C'est probablement dans ce phénomène d'anémie cérébrale qu'il faut chercher l'explication des troubles psychiques qui surviennent chez les grands coureurs vélocipédiques.

Il arrive quelquefois que, pendant une course de fond, le cycliste s'endort sur le bord de la route sans pouvoir réagir et malgré l'excitation que devrait lui donner la proximité souvent très grande du but à atteindre.

Dans la course Paris-Brest et retour, Terront vaincu par le sommeil, après soixante-six heures de marche et trois nuits sans dormir, tombe sur la route; il ne veut plus repartir: c'est grâce aux pressantes exhortations de son frère qu'il remonte enfin sur sa machine. Le coureur anglais Mills, ayant entrepris de battre lui-même son propre record en traversant l'Angleterre du nord au sud, soit 1.400 kilomètres, s'arrêta à 10 kilomètres du but. Vaincu par le sommeil, il s'endormit en plein jour et resta ainsi huit heures durant. Toutefois sa vitesse avait été telle qu'il battit, malgré cela, son record précédent; ce qui nous permet de conclure qu'il avait dû faire une dépense nerveuse très grande.

Cette fatigue n'existe pas dans les courses de grande vitesse à bicyclette parce que dans ce cas, la réparation se fait très rapidement, bien que l'effort soit d'une extrême violence.

Dans son ouvrage sur l'éducation physique M. le Dr Tissié relate l'observation de M. de Perrodil, après une course de 12 heures sur piste. Elle est assez intéressante pour que nous résumions l'analyse soigneuse qu'il en a faite.

Première heure. — Sensation de bien-être et analyse du moi. Le coureur constate lui-même son état satisfaisant.

Deuxième heure. — Satisfaction augmente. Le temps passe rapidement.

Troisième heure. — Toujours même état de bien-être et de lucidité parfaite. Besoin de nourriture.

Quatrième heure. — Faim et soif. Idée fixe du retard provoqué par l'absorption de nourriture.

Cinquième heure. — Encore du bien-être. Va même jusqu'à penser qu'en installant un aéromètre dans le dos on pourrait calculer d'une manière scientifique le degré d'influence de l'entraîneur sur le coureur.

Sixième heure. — Ennui et mutisme complet.

Septième heure. — Affaissement et préoccupation. Ne voit pas les personnes qui l'entourent (automatisme).

Huitième heure. — Diminution dans la vitesse. Faim. Idée délirante : croit être une planète dont la piste est l'orbite. Auto-suggestion. Accroît son allure.

Neuvième heure. — Amnésie. Ne peut se rappeler une chanson qu'il avait promis de chanter.

Dixième heure. — Grande faim. Analysie du moi.

Onzième heure. — La musique joue. Mieux sensible. La sensation de la faim se modifie sous cette influence.

Donzième heure. — Toujours grande faim.

De nombreux phénomènes psychiques apparaissent donc au cours de la fatigue. Dans l'observation précédente, c'est l'ennui profond qu'éprouve le coureur qui est, selon sa propre expression, la note dominante. C'est aussi la même impression qu'avait retiré d'une course plus longue (24 heures) un autre vélocipédiste très connu, Huret.

Chez ce dernier l'ennui avait eu une durée plus longue, deux heures environ. « Il y a lieu de se demander, dit M. Tissié, si l'ennui expérimentalement créé ne peut pas se rapprocher de l'ennui pathologique des dégénérés et si la répétition d'un acte provoquant les mêmes effets ne peut créer un état pathologique qui s'établirait d'autant plus facilement que l'hérédité névropathique du sujet est plus prononcée. »

Après l'ennui, vient la diminution de la mémoire. Dans l'observation de De Perrodil l'amnésie n'est pas complète. Ce n'est pas la mémoire générale qui lui fait défaut, mais la mémoire particulière. Le coureur se souvient bien qu'il a promis de chanter quelque chose, mais il ne se souvient ni du titre ni de l'air de la chanson. Et M. Tissié ajoute : « Cet état est fréquent dans la suggestion. Le sujet sait qu'il a quelque chose à faire ou à dire; mais il ignore souvent ce qu'est ce quelque chose, jusqu'au moment où une impression sensorielle fait apparaître la mémoire particulière par association d'idées.

L'état de subconscience dans lequel se trouve le coureur va quelquefois jusqu'au dédoublement de la personnalité. « Si la modification est assez profonde, dit Ribot, pour que les bases organiques de la mémoire, subissant une sorte de paralysie, restent incapables de réviviscence, alors la désintégration de la personnalité est complète; il n'y a plus de passé, il y a un autre présent. Alors un nouveau moi se forme, ignorant le premier le plus souvent ». L'abus de la bicyclette provoque ce phénomène. Témoin l'observation de M. Jiel-Laval, rapportée par lui-même dans la brochure qu'il a publiée sur sa course Paris-Brest et retour.

« J'étais, dit-il, dans un état de somnolence assez profond. Je dus prier mes compagnons de route de chanter pour me tenir éveillé.

» Je les entendais très bien chanter, je les accompagnais, par instants, et malgré cela ma pensée était ailleurs. Il y avait en moi comme un dédoublement de personnalité très bien caractérisé et dont les détails sont encore aujourd'hui très précis.

» Durant environ un quart d'heure, et pour une cause que je ne puis déterminer, mais que je puis probablement attribuer soit à la fatigue, soit au soleil, mon esprit n'avait pas conscience du travail physique auquel mes muscles se livraient.

» Je me demandais comment et pour quel motif je me trouvais au milieu de la route, si c'était bien réellement moi qui faisais cette fameuse course de Brest, si c'était bien moi qui avais fait déjà tout ce parcours. J'eus pendant un instant une idée que tout cela était un rêve et que j'allais m'éveiller, non sur la route de Dreux à Houdan, mais sur une de nos routes de la Gironde, en train de faire une excursion avec mes amis de Bordeaux. Mais cette illusion ne dura pas longtemps : après avoir bien regardé ceux qui m'accompagnaient, je vis bien que je faisais erreur et je me rendis compte de ma situation. Alors je vis passer devant mes yeux l'immense route que j'avais suivie depuis mon départ, les villes, les villages, l'arrivée à Brest et le retour; *je refis tout mon voyage par la pensée.* Je reconnus bien les différents détails du paysage et de la route parcourus deux jours avant et en sens inverse. Je me réveillai alors complètement. Cet état de demi-sommeil avait duré environ un quart d'heure. »

Le même phénomène s'est produit pour Corre après sa course de 1000 kilomètres au Palais des Machines. Il note lui-même le fait d'une manière assez curieuse en disant :

« Il m'a semblé que je me dédoublais ; un autre homme prononçait par ma bouche des paroles incohérentes ; je m'en apercevais bien vite ; mais je recommençais à divaguer malgré moi quelques instants après. »

Chez Jiel-Laval, il y a eu à la fois dédoublement de la personnalité avec amnésie et hypermnésie, puisqu'après s'être demandé où il se trouvait, il put refaire par la pensée le long trajet qu'il avait parcouru en sens inverse deux jours auparavant.

L'épuisement nerveux est poussé quelquefois aux limites extrêmes ; il peut aboutir à la folie. Le Dr Fernand Lagrange, frappé du grand nombre de cas d'aliénation mentale qu'il lui était donné d'observer chez les paysans à certains moments de l'année se préoccupa d'en découvrir la cause. « Après être resté longtemps sans voir dans ces cas autre chose que de simples coïncidences, dit-il, nous finîmes par comprendre quel est le lien qui les unissait, nous avions affaire à des cas d'épuisement nerveux par fatigue physique exagérée. »

Dans la course de six jours et de six nuits, organisée à New-York il y a quelques années, tous les coureurs tombèrent dans un état de prostration complète, incapables de faire un tour de piste de plus. Il fallut les emporter. Deux d'entre eux restèrent comme fous pendant vingt-quatre heures. Le dernier qui resta, Hale, fort robuste, au dire de M. Tissié qui a pu l'examiner pendant son séjour en France, descendit de machine après avoir fait 19.100 fois le tour de la piste. En proie à des hallucinations et à des idées délirantes, on dut l'emporter, disant qu'il ne terminerait la course que lorsqu'on lui donnerait le lit de plumes (*sic*) qu'on lui avait promis.

Ces formidables troubles apportés chez des hommes fort bien entraînés cependant mais surmenés par un effort à la fois trop prolongé et trop violent nous démontrent avec une évidente netteté l'obligation de s'abstenir d'actes tels que ceux que nous venons de citer et qui représentent le maximum de déploiement de l'énergie vitale.

Ce n'est donc ni le muscle ni le cœur, mais le cerveau qui dans l'exercice est le principal facteur. Il faut donc tenir compte, dans l'éducation de chaque sujet, de sa réaction psychique. La part du caractère est importante dans l'exercice et c'est en partant de cette idée absolument originale et personnelle que M. le Dr Tissié a pu classer les différents sujets qui se livrent à l'entraînement en *Passifs*, *Affectifs* ou *Affirmatifs* suivant le mode d'acceptation du commandement pour le mouvement à accomplir.

« L'entraînement, dit-il, est une suggestion donnée à l'état de veille. Les entraînés qui obéissent au « je veux » de l'entraîneur sont des *passifs* auxquels la suggestion impérative est nécessaire. D'autres obéissent à la persuasion amicale donnée par l'entraîneur : au « tu peux ». Ce sont les affectifs pour lesquels la suggestion doit être convaincante et revêtir la forme persuasive et affective . Il n'est pas rare de voir des affectifs se transformer en affirmatifs. Cette classe est la plus intéressante à analyser pour le psychologue parce qu'elle renferme des sujets plus complexes aux réactions fortes et délicates à la fois, selon qu'on a affaire à des affectifs purs, à des passifs-affectifs ou à des affectifs-affirmatifs.

» *Les Passifs-Affirmatifs* sont généralement « des vaincus d'avance »; redoutant la lutte, ils se replient sur eux-mêmes, vivent avec leur « cœur » ou leur passion. Ce sont des timides et des doux. à volonté plutôt faible que forte, subissant quelquefois des poussées affirmatives qui les rendent gênants, insupportables. dangereux.

» *Les Affectifs-Affirmatifs* sont les meilleurs caractères : ils tempèrent par la douceur la violence de l'affirmation brutale. Le cerveau commande en prenant conseil du cœur, l'émotivité intellectuelle provoquée par la raison et le jugement domine l'émotivité passionnelle d'ordre inférieur qui fait agir les passifs-affectifs.

» Il existe enfin des sujets qui ne réagissent que sous le coup de fouet de la suggestion dubitative. Ce sont les affirmatifs. Il faut douter de leur valeur pour leur infuser une ardeur nouvelle. Ceux-là préfèrent marcher en tête, trouvant une force nouvelle dans les résistances mêmes. »

Il est à remarquer que la plupart des grands coureurs sont des affirmatifs. Capables des plus grands efforts, ils vont toujours de l'avant. Ils se fatiguent et se surmènent, car leur volonté semble accroître en raison même des difficultés.

§ V

En résumé, l'étude que nous venons de faire de cette psycho-physiologie de l'entrainement doit nous éclairer sur la mesure dans laquelle doit être conseillé l'exercice vélocipédique. La fatigue est variable suivant les sujets, en raison du rapport qui s'établit entre les recettes et les dépenses nerveuses. Si une légère lassitude provoque une facilité plus grande à la réparation et, par ce fait même, à un juste équilibre dans les fonctions cellulaires nerveuses, d'où renforcement de la volonté, la grande fatigue l'atténue. Le contraire se produit alors et l'on arrive à la déchéance intellectuelle, à l'automatisme, et à tous les troubles psychiques que nous venons de passer en revue.

La nature semble avoir imposé à l'homme de s'abstenir des actes qui demandent le maximum de déploiement de son énergie vitale : il est des efforts qu'on ne fait qu'une fois dans sa vie. Gardons-nous d'oublier qu'il n'est pas permis à tous de devenir de grands coureurs. Il faut à chacun un mode d'entrainement différent suivant son tempérament et son caractère. Toute méthode d'éducation physique qui n'est pas basée sur les lois de la psycho-physiologie est de ce fait même, entachée d'erreur. Il n'y a pas un entraînement, il y a des entraînements, et c'est une faute de vouloir entraîner tous les tempéraments suivant les mêmes règles. Les réactions psychiques de l'individu doivent servir de base à une bonne méthode. On dirait que chacun de nous a un capital disponible dont il ne doit épuiser que le revenu ; il se ruine s'il n'en est pas économe.

Ne forçons point notre talent, a dit le fabuliste. Gardons-nous donc de forcer nos organes : « le double muscle nous importe moins que la double volonté (1) ». Pour un sujet qui verra, par une de ces aberrations naturelles inexplicables, se développer impunément chez lui, à la suite d'un exercice violent, telle fonction avant le terme physiologique, combien d'autres traînent jusqu'à la fin de leur existence, comme un boulet, le triste privilège de leur précocité ?

« Élargir les poumons, dit M. Tissié, c'est élargir les âmes; c'est retremper la volonté par l'acte musculaire en pleine nature. La bicyclette, en nous rendant cet acte plus facile et plus agréable, contribuera pour une large part à la régénération de la race française qui fut puissante mais qui, fatiguée par les commotions d'ordre divers, fait aujourd'hui son repos de sa stérilité. C'est pourquoi, tout en lui épargnant une fatigue qui s'additionnerait à celle dont elle est atteinte, il est urgent de l'engager à faire acte musculaire dans la mesure de ses forces et de sa résistance. »

(1) Ph. Tissié, Lettre à M. Leygues, député, *L'esprit et le corps*, 1897.

CONCLUSIONS

De l'ensemble de ce travail nous pouvons conclure que :

1° L'exercice à bicyclette met en jeu la presque totalité des muscles de l'organisme.

2° Dans le cours d'un exercice prolongé à bicyclette, la température extérieure étant élevée (28 à 29°), la température rectale peut s'élever jusqu'à 40°. Cependant, l'abaissement est très rapide avec le repos (au bout d'une demi-heure environ). Il serait utile de procéder à une longue série d'expériences afin de savoir exactement si la rapidité de cet abaissement est égale pour tous les sujets ou si elle dépend de leur nutrition générale individuelle.

3° Après une course d'une certaine durée, la pression dynamométrique révèle une augmentation de force.

4° Pour bien courir, il faut savoir bien respirer. Le type cirtométrique de la respiration pulmonaire est fourni par tous ceux qui ont fait subir un entraînement régulier à leurs poumons (hommes de sports, chanteurs). Les grands coureurs vélocipédiques présentent ce type au plus haut degré.

5° L'usage de la bicyclette provoque le développement régulier de la cage thoracique.

6° La capacité vitale augmente en raison du développement thoracique.

7° L'action de la bicyclette sur le cœur peut être très violente ; elle s'accuse par des chocs du cœur forcé sur les parois thoraciques, par l'augmentation des pulsations, par des phénomènes congestifs, par de la tachycardie, de l'intermittence cardiaque, de l'atonie du myocarde. Les courses de vitesse réclament de la part du sujet une structure anatomique particulière et un entraînement spécial.

8° Les courses de fond à bicyclette provoquent une diminution de poids très appréciable. Cette diminution se manifeste même dans les courses de peu de durée. La perte de poids est due à l'évaporation pulmonaire et à la sueur.

9° Il faut surveiller l'alimentation du coureur d'une façon particulière. Les aliments protéiques et hydrocarbonés devront être donnés pendant l'entrainement en quantité suffisante, pour subvenir aux dépenses exagérées qui ont lieu au moment de la course.

10° Les aliments excito-moteurs ne doivent être donnés qu'avec beaucoup de ménagement. Leur répétition semble atténuer leur effet. Ces aliments, n'empêchant pas les dépenses protéiques hydrocarbonées et nerveuses, paraissent être des provocateurs à la fatigue, provocateurs d'autant plus sérieux qu'ils donnent au sujet une illusion de résistance marquée.

11° Les constatations que nous avons faites semblent établir que l'excito-moteur kola n'empêche pas la fatigue, mais en supprime la sensation.

12° La fatigue profonde occasionnée par l'usage de la bicyclette se manifeste par différents troubles psychiques tels qu'automatisme, hallucinations, amnésie, dédoublement de la personnalité, etc.

13° Chaque sujet possédant un potentiel nerveux qui lui est propre, potentiel variable d'après l'entrainement, la fatigue ou le repos, l'exercice à bicyclette devra lui être mesuré selon son pouvoir de réparation somatique et psychique.

INDEX BIBLIOGRAPHIQUE

Archives d'hygiène et de médecine légale, 1894, 1895, 1896.

BLAGEEWITCH. — Influence de la bicyclette sur l'homme. Thèse de Saint-Pétersbourg 1894.

BOUCHARD. — Traité de pathologie générale.

— L'abus des sports, Congrès de Caen 1895.

BAUDRY DE SAUNIER. — Le cyclisme théorique et pratique.

CAMINADE. — Du développement thoracique par la gymnastique respiratoire. Thèse de Bordeaux 1897.

CHAMPIONNIÈRE. — La bicyclette, Congrès de Caen 1893.

CHASSAGNE et DALLY. — Influence précise de la gymnastique sur le développement de la poitrine, des muscles et de la force de l'homme. Paris 1881.

CHIBRET. — Physiologie de la bicyclette (*Revue scient.*, mars 1895).

DESHAYE. — Utilité et dangers du vélocipède (*Normandie médicale*, décembre 1895).

Discussion à l'Académie de médecine, 1894

Discussion at the Med. Soc. of London (*Brit. med. Journal*, janvier 1895. *Medic. Record*, février 1895).

DE FLEURY (Maurice). — *Figaro*, 28 février et 1er mars 1893.

DUNCAN. — L'entraînement.

DUPUY. — De la fatigue musculaire (*Gazette médicale*, Paris 1869, t. XXIV).

FOUILLÉE. — Caractère et tempérament.

HERSCHELL. — La bicyclette cause d'affections cardiaques (*Lancet*, 2 mars 1895).

HUCHARD. — *Journal des praticiens*, 1897.

JIEL-LAVAL. — Ma course à bicyclette Paris-Brest et retour (*Revue des Jeux scolaires*, septembre, octobre, novembre 1890).

LAGRANGE. — Physiologie des exercices du corps.

— La Médication par l'exercice.

— Hygiène de l'exercice chez les enfants et les jeunes gens.

— Exercice chez les adultes.

LAPLIQUE et MARETTE. — Variations physiologiques de la toxicité urinaire (Société de biologie, 21 juillet 1894).

LE GENDRE. — Dangers du sport chez les enfants (Congrès de Caen, 1894).

— Accidents causés pendant la croissance (*Mercredi médical*, 1894).

L'Entrainement physique (*Revue des Jeux scolaires* n° 4, Bordeaux 1896).

MAREY. — De la locomotion humaine (Académie de médecine, 25 sept. 1893 et 2 nov. 1895).

MARTIN. — La Bicyclette au point de vue hygiénique et médical (Thèse Bordeaux 1897).

MOSSO. — La Fatigue intellectuelle et physique.

DU PASQUIER. — Le Plaisir d'aller à bicyclette (*Rev. scien.*, août 1896).

PETIT. — Mort subite en vélocipède (*Bulletin médical*, 5 sept. 1895. Congrès de Caen 1894).

— Sur le rôle de la bicyclette dans l'étiologie et la thérapeutique médicales (*Bulletin médical*, n° 45, 6 juin 1897).

ROBIN (Albert). — Action de l'exercice modéré à bicyclette sur l'acide urique et dans un cas d'albuminurie par sclérose (*Bulletin de l'Académie de médecine*, 23 octobre 1894).

RICHARDSON. — La Bicyclette et ses effets (*London med. Soc.*, janvier 1895).

ROCHEBLAVE. — Du Cyclisme (Thèse Montpellier 1894, n° 25).

De l'usage de la Bicyclette au point de vue professionnel médical (*Médical Record*, mars 1895).

Semaine Médicale, 1894, p 401, 414, 425, 1895, 25 janvier.

TALAMON. — Les exercices du corps et l'hypertrophie du cœur (*Méd. mod.*, 1892).

TESSIER. — Troubles cardiaques après exercices physiques (*Bulletin médical*, décembre 1895.

— Mémoire sur le cœur forcé et le surmenage dans les exercices du sport (Lecture à l'Académie de médecine, 18 décembre 1894).

TISSIÉ. — Communication à la Société de Biologie (*Union médicale*, 21 juin 1892.

— Congrès de Caen 1894.

— Observation physiologique concernant un record de 24 heures (*Archives de physiologie* 1894).

Tissié. — Guide du vélocipédiste. Paris, Doin 1893.

— La fatigue et l'entraînement physique. Paris, Alcan 1897.

— Les rêves (2e édition). Paris, Alcan 1897.

— Les aliénés voyageurs. Thèse Bordeaux 1887.

— Thermométrie buccale, axillaire et rectale (*Journal de méd.*, Bordeaux, 9 mai 1897.

Union médicale, 2 février 1895.

Verchère. — Sur l'usage de la bicyclette (*France médicale* 1894).

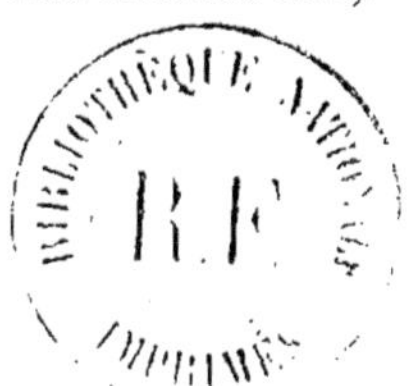

68